Kosten-Nutzen-Analyse der Cochlea-Implantation bei Kindern

W0260043

Springer
Berlin
Heidelberg
New York
Barcelona
Hongkong
London
Mailand
Paris
Tokio

HEIDE SCHULZE-GATTERMANN

Kosten-Nutzen-Analyse der Cochlea-Implantation bei Kindern

Mit 53 Abbildungen

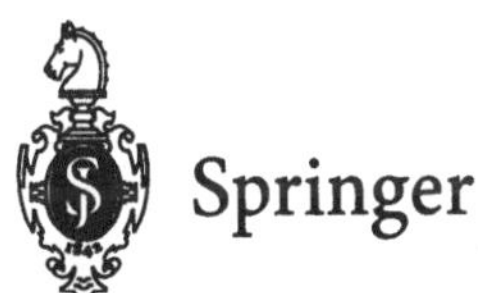

Springer

Dr. Heide Schulze-Gattermann
Wiesingerweg 24

20253 Hamburg

ISBN-13: 978-3-540-43478-8   e-ISBN-13:978-3-642-59427-4
DOI: 10.1007/978-3-642-59427-4

Die Deutsche Bibliothek – CIP-Einheitsaufnahme
Schulze-Gattermann, Heide: Kosten-Nutzen-Analyse der Cochlea-Implantation bei
Kindern / Heide Schulze-Gattermann. - Berlin ; Heidelberg ; New York ; Barcelona ;
Hongkong ; London ; Mailand ; Paris ; Tokio : Springer, 2002
  Zugl.: Hannover, Med. Hochsch., Diss., 2001

Dieses Werk ist urheberrechtlich geschützt. Die dadurch begründeten Rechte, insbeson-
dere die der Übersetzung, des Nachdrucks, des Vortrags, der Entnahme von Abbildungen
und Tabellen, der Funksendung, der Mikroverfilmung oder der Vervielfältigung auf
anderen Wegen und der Speicherung in Datenverarbeitungsanlagen, bleiben, auch bei
nur auszugsweiser Verwertung, vorbehalten. Eine Vervielfältigung dieses Werkes oder
von Teilen dieses Werkes ist auch im Einzelfall nur in den Grenzen der gesetzlichen
Bestimmungen des Urheberrechtsgesetzes der Bundesrepublik Deutschland vom 9. Sep-
tember 1965 in der jeweils geltenden Fassung zulässig. Sie ist grundsätzlich vergütungs-
pflichtig. Zuwiderhandlungen unterliegen den Strafbestimmungen des Urheberrechtsgesetzes.

Springer-Verlag Berlin Heidelberg New York
ein Unternehmen der BertelsmannSpringer Science+Business Media GmbH

http://www.springer.de

© Springer-Verlag Berlin Heidelberg 2002
Softcover reprint of the hardcover 1st edition 2002

Die Wiedergabe von Gebrauchsnamen, Warenbezeichnungen usw. in diesem Werk be-
rechtigt auch ohne besondere Kennzeichnung nicht zu der Annahme, daß solche Namen
im Sinne der Warenzeichen- und Markenschutzgesetzgebung als frei zu betrachten wären
und daher von jedermann benutzt werden dürften.

Produkthaftung: Für Angaben über Dosierungsanweisungen und Applikationsformen
kann vom Verlag keine Gewähr übernommen werden. Derartige Angaben müssen vom
jeweiligen Anwender im Einzelfall anhand anderer Literarturstellen auf ihre Richtigkeit
überprüft werden.

Umschlaggestaltung: *design & production,* Heidelberg
Satz: Camera ready-Vorlage der Autorin

Gedruckt auf säurefreiem Papier   SPIN: 10866929   18/3130/ag – 5 4 3 2 1 0

Geleitworte

Cochlea-Implantate bei Kindern – eine effektive Behandlungsmethode der kindlichen Taubheit

Das Cochlea-Implantat ist eine elektronische Reizprothese zum Ersatz der ausgefallenen Innenohrfunktion. Es übernimmt die Aufgabe, anstelle der Haarzellen Schallwellen in elektrische Nervenimpulse umzuwandeln. Dabei wird ein Prinzip ausgenutzt, das schon sehr lange in der Physiologie bekannt ist. Bei elektrischer Reizung eines Sinnesnervs wird die zugehörige Sinnesqualität ausgelöst. Für den Hörnerven ist dies bereits seit mehr als zweihundert Jahren bekannt. Umgesetzt wurden diese grundlegenden physiologischen Erkenntnisse allerdings erst in den Sechziger Jahren des vorigen Jahrhunderts, als mehrere Arbeitsgruppen weltweit unabhängig voneinander daran arbeiteten, die erstaunliche Leistungsfähigkeit des menschlichen Innenohres durch vergleichsweise einfach anmutende elektrische Reizprothesen zu ersetzen. Durch Fortschritte der Mikrotechnologie und der Elektronik gelang es, zunehmend komplexe Systeme zu entwickeln, die folgende Merkmale aufweisen:

1. Intracochleäre Mehrkanalelektrode
2. Leistungsfähige Sprachprozessoren zur Kodierung des akustischen Signals
3. Eine transkutane Übertragungsstrecke
4. Ein aktives Implantat zur Umsetzung der Informationen in elektrische Impulse
5. Telemetriefunktion zur Überprüfung der Implantatfunktion
6. Objektive Messung der Hörnervenantworten zur Optimierung der Anpassung
7. Hinter-dem-Ohr-Sprachprozessoren, aufgebaut ähnlich einem Hörgerät

Die Systeme haben in der Zwischenzeit ein Leistungsvermögen erreicht, mit dem es mehr als zwei Dritteln der Patienten möglich ist zu telefonieren und das mehr als 80 % der Patienten ein offenes Sprachverstehen ermöglicht.

Während bei erwachsenen Patienten, Jugendlichen und älteren Kindern mit bereits entwickeltem Hör- und Sprachvermögen der Ausfall der Innenohrfunktion durch das Implantat gut kompensiert werden kann, war es lange Zeit fraglich, ob auch die angeborene oder frühkindlich erworbene Schwerhörigkeit so behandelt werden kann, dass die betroffenen Kinder sowohl einen Hör- als auch einen Spracherwerb erreichen. Durch vorsichtige Ausweitung der Cochlear Implant Versorgung auf zunächst ältere, dann immer jüngere Kinder konnte gezeigt werden, dass durch das Cochlea-Implantat grundsätzlich ein nahezu normaler Spracherwerb möglich ist und Kinder damit erheblich bessere Lebenschancen haben.

Da Hörschnecke und Mittelohr bei Geburt bereits ausgewachsen sind, kann ein Implantat aus chirurgischer Sicht grundsätzlich bereits im ersten Lebensjahr eingepflanzt werden. Dies ist bis heute vielfach durchgeführt worden, wobei sich bei Kindern keine erhöhte Komplikationsrate gezeigt hat. Insgesamt ist die Komplikationsrate als sehr gering einzustufen. Dies trifft auch für die Ausfallsrate der Implantate zu, die bei 2–4 % über den Zeitraum von zehn Jahren liegt.

In zahlreichen Studien konnte übereinstimmend gezeigt werden, dass das erreichbare Ergebnis eindeutig vom Zeitpunkt der Implantation abhängig ist. So weisen früh implantierte Kinder im Mittel deutlich bessere Hör- und Sprachergebnisse auf als kongenital taube Kinder, die zu einem späteren Zeitpunkt implantiert wurden. Die günstigsten Ergebnisse werden bei Kindern erzielt, die vor dem Ende des zweiten Lebensjahres implantiert werden, gefolgt von Kindern, die zwischen dem zweiten und vierten Lebensjahr implantiert werden. Bei älteren Kindern werden in der Regel die angestrebten Ziele eines praktisch normalen Hör- und Spracherwerbes dagegen nur noch in einem geringeren Prozentsatz erreicht. Diese Studien belegen zunächst die Effektivität der Cochlear Implant Versorgung bei Kindern. Die Ergebnisse zeigen, dass eine Frühtherapie von betroffenen Kindern mit einem Cochlea-Implantat aus medizinischer und pädagogischer Sicht sinnvoll ist und dass die so behandelten Kinder über ein ausreichendes Hörvermögen zum Spracherwerb verfügen. Um dieses optimale Ergebnis zu erzielen, sind jedoch mehrere Voraussetzungen zu erfüllen:

1. Die Frühtherapie setzt die Früherkennung der kindlichen Schwerhörigkeit voraus. Dies lässt sich nur durch ein universelles Neugeborenen-Hörscreening für praktisch alle betroffenen Kinder erreichen. In mehreren Feldstudien konnte die grundsätzliche Machbarkeit dieses Hörscreenings mit Hilfe objektiver audiometrischer Verfahren nachgewiesen werden. In Deutschland sind zahlreiche Initiativen gestartet worden, die dieses Neugeborenen-Hörscreening in die bestehenden Strukturen des Gesundheitswesens implementieren sollen. In der Tat werden dadurch sehr viel häufiger als früher Kinder mit einer therapiebedürftigen Schwerhörigkeit entdeckt und einer Frühtherapie zugeleitet.

2. Bei festgestelltem Verdacht muss die Diagnose durch geeignete audiometrische Verfahren abgesichert werden. Die Entwicklung entsprechender objektiver Verfahren ist so weit vorangeschritten, dass eindeutige Aussagen zu Ausmaß und Art einer vorliegenden Schwerhörigkeit und Taubheit möglich sind. So kann die Frage nach eventuell vorhandenen und für die Sprachentwicklung verwertbaren Hörresten sicher beantwortet werden.

3. Nach erfolgter Implantation muss das Implantat aktiviert und eine entsprechende Hörrehabilitation für das Kind eingeleitet werden. Beides ist in der Zwischenzeit in Form der existierenden Cochlear Implant Zentren möglich. Diese speziellen pädagogischen Einrichtungen verfügen über die erforderlichen hörgeschädigtenpädagogischen und technischen Kenntnisse und Erfahrungen, um auch bei sehr kleinen Kindern die entsprechenden Schritte einleiten zu können und die Eltern zu der Behandlung ihrer Kinder anzuleiten.

Werden Kinder mit einer behandlungsbedürftigen Schwerhörigkeit, speziell Taubheit, früh erfasst und früh therapiert, können sie eine praktisch normale Hör-

und Sprachentwicklung erreichen. Bedeutet dies jedoch auch eine erfolgreiche Integration in die Gesellschaft? Um die Frage nach dem Nutzen zu beantworten, müssen die verschiedenen Stufen der Sozialisation betrachtet werden. Eine erfolgreiche Integration ist erst dann erreicht, wenn das hörbehinderte Kind letzten Endes vergleichbare Berufschancen wahrnehmen kann, wie sie nicht hörbehinderten Menschen gegeben sind, und die Eingliederung in das Erwerbsleben stattfindet. Zwischenstufen auf diesem Weg umfassen die schulische Integration und die Berufsausbildung auf mehreren Stufen. Zielsetzung ist insgesamt die Fähigkeit, ein unabhängiges Leben führen zu können.

In der vorliegenden Cost-Benefit-Studie wurde erstmals für den deutschsprachigen Bereich die Frage nach Aufwendung gegen Nutzen untersucht. Die Aufwendungen für hörgeschädigte Kinder sind in der Regel bezüglich der Edukation in Kindergarten und Schule deutlich höher als für nicht hörbehinderte Kinder. Besondere Institutionen und eine besonders personalintensive hörgeschädigtenpädagogische Betreuung sind erforderlich. In der vorliegenden Studie konnte nun gezeigt werden, dass diese Aufwendungen deutlich reduziert werden können, wenn die Kinder einer Frühbehandlung mit einem Cochlea-Implantat zugeführt werden. Neben dieser deutlichen Kostenreduktion erlangen die Kinder in einem sehr hohen Prozentsatz die Chancen in der Beschulung, die für das oben angesprochene Ziel einer Integration in die Gesellschaft und ein unabhängiges Leben erforderlich sind. Unter Kostengesichtspunkten würde dies bedeuten, dass sie zu Steuerzahlern werden können.

Die vorliegende Studie wurde unter gesundheitsökonomischen Gesichtspunkten angestellt, reflektiert jedoch letzen Endes die medizinisch und pädagogisch gemachten Erfahrungen, dass eine Frühtherapie die besten Ergebnisse liefert. Das Cochlea-Implantat ist in der Lage, den Ersatz des ausgefallenen Sinnesorgans Innenohr so weitgehend zu gewährleisten, dass damit die delitären Folgen der akustischen Deprivation für die Gesamtentwicklung des Kindes weitgehend vermieden werden können und der Besuch einer normalen Schule für einen Großteil der Kinder möglich wird. Damit stellt die Cochlear Implant Versorgung bei Kindern eine der effektivsten Therapiemaßnahmen in der Medizin dar. Die klar definierte Intervention führt zu entsprechenden Voraussetzungen für eine erfolgreiche Hör- und Sprachrehabilitation und Integration in die Gesellschaft. Der Verdienst der vorliegenden Studie ist es, dass erstmals die Zusammenhänge zwischen Kosten, Nutzen und den entsprechenden Befunden hergestellt werden. Der besondere Wert liegt in einer vergleichenden Untersuchung, die Kinder gleicher Ausgangsvoraussetzungen einbezieht. Den konventionell mit einem Hörgerät versorgten Kindern wurden drei Gruppen von Cochlear implantierten Kindern gegenübergestellt, die sich hinsichtlich des Implantationszeitpunktes unterscheiden. Dabei konnte klar gezeigt werden, dass die früh implantierten Kinder, also vor Ende des zweiten Lebensjahres mit einem Implantat versorgten Kinder, bei größtem Nutzen die geringsten Gesamtkosten verursachen. Kinder, die zwischen dem zweiten und vierten Lebensjahr versorgt wurden, haben ebenfalls einen deutlich höheren Nutzen als hörgeräteversorgte Kinder, schneiden jedoch hinsichtlich der Kosten nicht günstiger ab. Kinder, die zwischen dem vierten und siebten Lebensjahr implantiert wurden, unterscheiden sich hinsichtlich des Nutzens, definiert als Art der Schule, die von den

Kindern besucht wurde, nicht von den mit einem Hörgerät versorgten Kindern. Diese Kinder weisen aber entsprechende Hörentwicklungen auf, die deutlich über der Entwicklung der hörgeräteversorgten Kinder liegt. Insofern ist die Effektivität der Maßnahme auch für diese Altersgruppe gegeben, auch wenn sie sich nicht in dem oben definierten Nutzen niederschlägt.

Hinsichtlich der Kostendiskussion wird deutlich, dass eine einseitige Betrachtung nur der medizinischen Kosten oder nur der Kosten für die pädagogische Betreuung der Kinder zu einem einseitigen Urteil führt. Währenddessen bei den früh implantierten Kindern die medizinischen Kosten, also Aufwendungen für die Implantation im weitesten Sinne, höher liegen als für hörgeräteversorgte Kinder, werden diese Mehrkosten durch die Einsparungen im Bereich der pädagogischen Kosten mehr als aufgehoben. Hier wird deutlich, dass die integrierte Betrachtung komplexer therapeutischer Maßnahmen unabdingbar ist. Unter Kosten-Nutzen-Gesichtspunkten muss weiterhin erwähnt werden, dass der Nutzen sich über eine sehr lange Lebensphase erstreckt, da zu erwarten ist, dass diese Kinder, deren Lebenserwartung nicht reduziert ist, vom Implantat und dem damit erreichten Nutzen lebenslang profitieren werden.

Hannover, den 24. Januar 2002   Prof. Dr. med. Th. Lenarz

Anschrift des Autors:
Prof. Dr. med. Thomas Lenarz
Direktor der Hals-Nasen-Ohrenklinik
an der Medizinischen Hochschule Hannover
Carl-Neuberg-Str. 1
D-30625 Hannover
Germany

Telefon: +49-511-532-6565   Fax: +49-511-532-5558
e-mail: lenarz@hno.mh-hannover.de

Literatur

Lesinski-Schiedat A, Illg A, von der Haar-Heise S, Battmer RD, Lenarz T (1999) Entwicklung des Sprachverstehens und der -produktion bei Kindern nach Cochlear-Implant-Versorgung: Einfluss des Implantationsalters. Sprache Stimme Gehör 23:110-115

Illg A, von der Haar-Heise S, Battmer RD, Horsch U, Lenarz T (1999) Die Effektivität der Cochlear Implant (CI)-Versorgung bei Kindern und Jugendlichen im Alter von 7-18 Jahren. Sprache Stimme Gehör 23:168-174

Lenarz T, Lesinski-Schiedat A, von der Haar-Heise S, Illg A, Bertram B, Battmer RD (1999) Cochlear Implantation in Children Under the Age of Two: The MHH Experience With the CLARION® Cochlear Implant. Ann Otol Rhinol Laryngol 108:44-49

Gesundheitsökonomische Studien als Grundlage der Diskussion verschiedener Kostenträger

Die Evaluation der Kosteneffizienz und der Effektivität von medizinisch-technischen Maßnahmen, das sogenannte Health Technology Assessment, und gesundheitsökonomische Studien spielen heute vor dem Hintergrund explodierender Ausgaben im Gesundheitswesen und weitreichender Fortschritte in der Technologieentwicklung eine immer größere Rolle. Um die Optimierung des Gesamtsystems zur Versorgung von Patienten mit medizinischen Leistungen zu erreichen, muss eine breite Betrachtungsperspektive eingenommen werden, die alle Beteiligten einschließt. Neue Lösungswege müssen gesucht werden, die zum Gesamtwohl von Patienten, Behandlern, Krankenkassen und der öffentlichen Hand führen und nicht blindlings den heutigen, z.T. verkrusteten Strukturen und Denkansätzen folgen.

Der methodische Ansatz einer Vollkostenbetrachtung unter Einbeziehung auch sehr schwierig zu kalkulierender Positionen, wie z.B. der Kosten der Ausbildung oder der Rehabilitation, erscheint hierfür besonders geeignet. Dabei hilft eine möglichst breite Sichtweise, welche die jeweils interne Logik der relevanten Industriebereiche versteht und berücksichtigt, und die in der Lage ist, die unterschiedlichen Perspektiven zu integrieren. Durch die Verbindung von praktischer Beratungserfahrung in den genannten Industrien und theoretischen Arbeiten an Universitäten kann einerseits vorhandenes Know-how optimal genutzt und weiterentwickelt werden, andererseits können neue Ansätze umgehend in die Praxis umgesetzt werden.

In der vorliegenden Studie verbindet die Autorin die ökonomisch-strategische Sichtweise einer international agierenden Unternehmensberatung mit der Kostenlogik eines komplexen Krankheitsbildes und liefert damit eine umfassende und fundierte Einschätzung eines nur spitzenmedizinisch zu beherrschenden Krankheitskomplexes. Vor diesem Hintergrund ist es besonders wichtig, die verschiedenen Interessen einzelner Gruppen von Beteiligten in gesundheitsökonomische Studien bzw. in die Bewertung neuer Technologien einzubeziehen, wie es in der vorliegenden Analyse geschehen ist. Nur so kann die optimale Versorgung möglichst vieler betroffenen Patienten vor dem Hintergrund größter Effizienz erreicht werden.

Aus vielfältiger Arbeit von The Boston Consulting Group im Gesundheitswesen bin ich der Überzeugung, dass eine breitere Nutzung der Methodik, wie sie die Autorin in dieser Studien praktiziert, einen wesentlichen Beitrag erbringen kann: Einerseits können Einführungen von unproduktiven Neuerungen vermieden werden, andererseits kann Neuerungen, die es Wert sind genutzt zu werden, schneller der Durchbruch ermöglicht werden. Darüber hinaus kann diese Methodik bestehende Prozeduren auf den Prüfstand stellen und so einen Beitrag dazu leisten, dass

Innovationen nicht nur Neues addiert, sondern auch Bestehendes durch effektivere Formen der Diagnose und Behandlung ablösen.

Hamburg, den 15. Februar 2002   Dr. A. Poensgen

Anschrift des Autors:
Dr. Andreas Poensgen
Vice President
The Boston Consulting Group
Chilehaus A
Fischertwiete 2
D-20095 Hamburg
Germany

Telefon: +49-40-3099-6105   Fax: +49-40-3099-6350
e-mail: poensgen.andreas@bcg.com

Danksagung

Die vorliegende Arbeit wurde an der Medizinischen Hochschule Hannover an der Klinik für Hals-Nasen-Ohrenheilkunde, geleitet von Herrn Prof. Dr. med. Thomas Lenarz, angefertigt. Ihm gilt mein besonderer Dank für die umfassende Unterstützung meiner Arbeit, für seine Offenheit gegenüber einer externen Promotion, für seine Diskussionsbereitschaft und die Schaffung hervorragender Arbeitsbedingungen.

Außerdem gilt mein Dank Herrn Prof. Dr. med. Matthias Schönermark für die Betreuung dieser Arbeit. Seine Ideen, seine motivierenden Anregungen und seine Überzeugung vom Wert dieser externen Arbeit haben entscheidend zum erfolgreichen Abschluss der Dissertation beigetragen.

Außerordentlich wertvoll und hilfreich war die Zusammenarbeit zur Definition der Studie mit Frau PD Dr. med. Anke Lesinski-Schiedat und Frau Dr. Angelika Illg, denen ich stellvertretend für die gesamte CI-Abteilung an der Medizinischen Hochschule Hannover herzlich danke.

Mein besonderer Dank gilt auch den „externen" Unterstützern, ohne deren Hilfe bei der Datenbereitstellung diese Arbeit nicht hätte gelingen können, besonders Herrn Dr. Bodo Bertram (Cochlear Implant Centrum „Wilhelm Hirte", Hannover), Frau Christiane Rumph (Landesbildungszentrum für Hörgeschädigte, Hildesheim), Frau Graue (Firma Bruckhoff, Hannover) sowie Herrn Dr. Martin Kinkel (Firma Kind, Großburgwedel).

All diese Hilfe konnte ich optimal nutzen durch die Unterstützung der Firmen Cochlear GmbH und The Boston Consulting Group. Dafür danke ich Herrn Frank Koall und Herrn Dr. Andreas Poensgen.

Schließlich wäre diese Arbeit nicht gelungen, wenn es nicht außerhalb der Hochschule so viele Menschen gegeben hätte, die mich mit ihrer Freundschaft bzw. Liebe geduldig begleitet haben. Dafür möchte ich mich bei Ihnen allen bedanken.

Inhaltsverzeichnis

1 Einleitung und Grundlagen

1.1 Einleitung

Explodierende Kosten im Gesundheitswesen sind eines der größten volkswirtschaftlichen Probleme in allen westlichen Ländern. Steigende Nachfrage nach medizinischen Leistungen und budgetierte Ausgaben stehen einander gegenüber. Besonders stark sind neue Technologien diesem Spannungsfeld ausgesetzt, da sie von großem Nutzen für die betroffenen Patientengruppen sind, jedoch zur gleichen Zeit zusätzliche, häufig hohe Kosten verursachen. Um die optimale Verteilung der begrenzten Mittel im Gesundheitswesen sicherzustellen, sind gesundheitsökonomische Analysen notwendig, in denen Kosten und Nutzen verschiedener Behandlungsmethoden miteinander verglichen werden, z.B. konventionelle Behandlungen mit neuen Therapieformen.

Cochlea-Implantate (CI) gehören zu den Therapien, die auf einer neuen Technologie beruhen und mit denen seit Anfang der siebziger Jahre taube oder ertaubte Patienten behandelt werden. Dabei wird durch die Implantation einer Elektrode ins Innenohr die direkte Reizung des Hörnervs ermöglicht, so dass resthörigen und tauben Patienten, die nicht oder nicht ausreichend von konventionellen Hörgeräten profitieren können, das Verstehen von Sprache ermöglicht wird (Lenarz, 1998 (2)).

Mit zunehmender Erfahrung bei erwachsenen postlingual (nach dem 7. Lebensjahr) ertaubten Patienten wurde die Indikation zur CI-Versorgung zunächst auf ältere ebenfalls postlingual ertaubte Kinder, dann zunehmend auch auf jüngere prä- und perilingual (vor dem 7. Lebensjahr) ertaubte oder kongenital taube (gehörlos geborene) Kinder ausgeweitet. Junge resthörige und taube Kinder unterscheiden sich insofern von ertaubten Erwachsenen, als sie ohne ausreichendes auditives Feedback nur schwer oder gar nicht eigene Lautsprache entwickeln können. Eine Zielsetzung der CI-Versorgung von gehörlos geborenen bzw. bis zum 7. Lebensjahr (prä- und perilingual) ertaubten Kindern ist somit der auf Hören gestützte Spracherwerb. Doch der darüber hinausgehende, auf dem Spracherwerb basierende Nutzen liegt in der weitreichenden Integration in den Regelbereich der allgemein bildenden Schulen, in verbesserten Möglichkeiten der weiterführenden Ausbildung, in verbesserten Arbeitsmöglichkeiten und schließlich in größerer sozialer Unabhängigkeit als Erwachsene.

Der Erfolg der Implantation bei jüngeren Kindern basiert darauf, dass bis zum Alter von etwa drei Jahren das auditorische System über eine hohe Plastizität verfügt (Reuter, 1997). Durch eine frühe Diagnose der Hörstörung und umgehend beginnende therapeutische Maßnahmen kann dieser Reifungsprozess auch bei hörgeschädigten Kindern stimuliert werden, z.B. durch die Versorgung mit einem Cochlea-Implantat. Die elektrischen Reize des Implantates werden über den Hörnerv und die zentralen auditorischen Bahnen zur Hörrinde weitergeleitet und verarbeitet und ermöglichen eine Prägung des Hör- und Sprachzentrums. Das Erlernen von Lautsprache wird möglich.

Gerade bei Kindern ist zum Erreichen dieses Nutzens neben der Implantation ein umfangreiches Rehabilitationsprogramm notwendig. Dieses wird in Deutschland von verschiedenen Einrichtungen gemeinsam getragen: Rehabilitationszentren sowie Pädagogen und Logopäden vor Ort arbeiten Hand in Hand (Lenarz, 1998 (2)).

Hieran wird u.a. die Komplexität des Systems verdeutlicht, das in einer Kosten-Nutzen-Bewertung abgebildet werden muss: Den unterschiedlichen Anbietern von Leistungen für hörgeschädigte Kinder (HNO-Ärzte, Krankenhäuser, Rehabilitationszentren, Logopäden, Schulpädagogen etc.) stehen verschiedene Kostenträger gegenüber, welche für die Kosten von Leistungen aufkommen bzw. von Veränderungen des Gesundheitszustandes des Patienten profitieren (Krankenkassen, Schulträger, Rentenversicherungsträger etc.).

Zur Zeit liegen noch keine ausreichenden Informationen vor, um auf die Diskrepanz reagieren zu können, die sich zwischen einer stark steigenden Anzahl von Kindern, die von einem Cochlea-Implantat profitieren könnten, und der von den Krankenkassen budgetierten Anzahl möglicher Cochlea-Implantationen pro Jahr auftut. Es ergibt sich die Problemstellung der Quantifizierung der volkswirtschaftlichen Kosten und des Nutzens der CI-Versorgung von prä- und perilingual ertaubten Kindern im Vergleich zur Hörgeräteversorgung aus Sicht der Kostenträger. Nur vor diesem Hintergrund wird eine Diskussion zwischen Krankenkassen und Schulträgern möglich, die zur besten Versorgung sowohl aus Patienten- als auch aus volkswirtschaftlicher Sicht führt.

Seit Mitte der neunziger Jahre wurden die verschiedensten Formen gesundheitsökonomischer Studien im Zusammenhang mit Cochlea-Implantaten durchgeführt. Zunächst stand der Zusammenhang von Kosten und Nutzwert (cost-utility analysis) der CI-Versorgung von Erwachsenen im Vordergrund (Harris et al., 1995; Evans et al., 1995; Summerfield u. Marshall, 1995, Summerfield et al., 1995; Wyatt et al., 1995; Wyatt et al., 1996; Summerfield et al., 1997; Carter u. Hailey, 1999; Cheng u. Niparko, 1999; Palmer et al., 1999). Darin geht es um die Ermittlung der Kosten pro gewonnenem QALY, dem zusätzlichen qualitätsadjustierten Lebensjahr (vgl. Abschnitt 1.2.3). Mit zunehmender Anzahl der Implantationen bei Kindern stellte sich die Frage, ob eine Kosten-Nutzwert-Studie die geeignete Analysemethode ist, um sowohl kurz- und mittelfristige als auch langfristige Ergebnisse der Implantation in die Betrachtung einbeziehen zu können. Diese langfristigen Wirkungen umfassen nicht nur die Verbesserung der Lebensqualität des Einzelnen, sondern auch andere direkt messbare Größen aus Sicht der Gesellschaft. Summerfield u. Marshall (1999) stellten die Kaskade der aus ihrer Sicht möglichen kurz-, mittel- und langfristigen Ergebnisse der CI-Versorgung von Kindern in neun Stufen wie folgt dar (vgl. Abb. 1.1.).

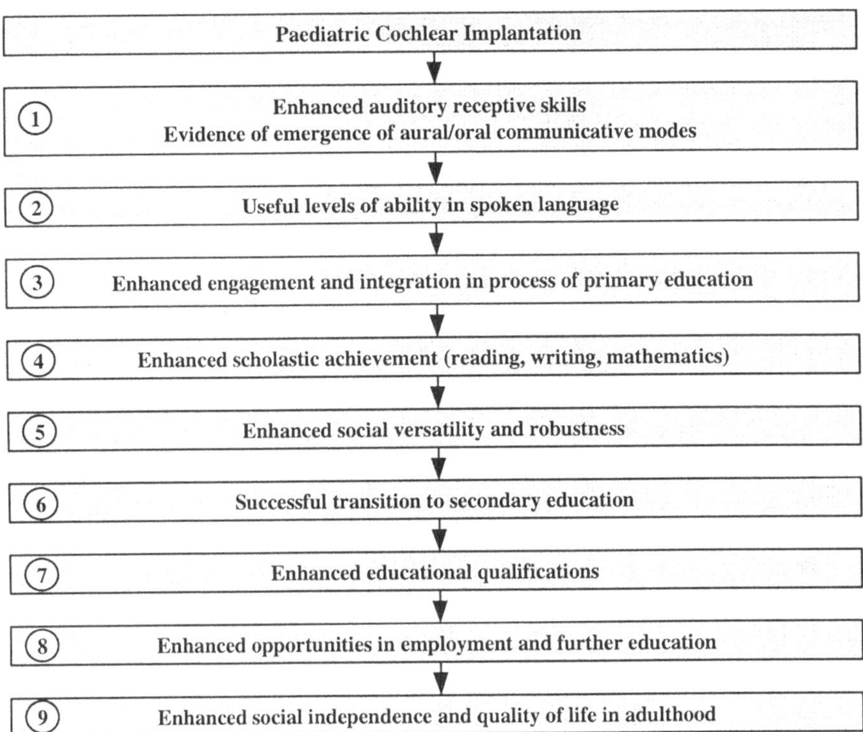

Abb. 1.1. Kaskade möglicher Ergebnisse für junge prälingual ertaubte Kinder (Summerfield u. Marshall, 1999)

Die ersten drei Stufen dieser Kaskade möglicher Ergebnisse spiegeln sich in den Kosten-Nutzen-Studien, die sowohl Kosten als auch Einsparungen im Bereich der schulischen Versorgung für Kinder betrachten (Koch et al., 1997; Francis et al., 1999; O'Neill et al., 2000). Sie basieren in der Regel auf anderen vorhergegangenen Studien, die sich mit den Ergebnissen von Hör- und Sprachtests, Stufen 1 und 2 in Abb. 1.1. (Anell u. Norinder, 1997; Inscoe, 1999) oder der Nutzung unterschiedlicher Schulformen, Stufe 3 in Abb. 1.1. (Selmi, 1985; Archbold et al., 1998) befassen. Dabei ist festzustellen, dass viele der genannten Untersuchungen zum großen Teil den Charakter von Modellrechnungen besitzen, da sie auf einer Vielzahl von Annahmen basieren (Koch et al., 1997; Summerfield et al., 1997; Franics et al., 1999; Summerfield u. Marshall, 1999) oder versuchen, andere Studien zusammenzufassen (Hutton et al., 1995). Außerdem fehlt in diesem Zusammenhang die detaillierte Analyse des Einflusses von Implantations- und Ertaubungsalter (prä-, peri-, postlinguale Ertaubung), die ergänzend zur medizinischen Indikation volkswirtschaftliche Aussagen über die Vorteilhaftigkeit verschiedener Implantationszeitpunkte ermöglicht.

Zwei weitere Aspekte wurden bisher weitgehend außer Acht gelassen, obwohl bereits seit Anfang der neunziger Jahre die Erkenntnis der Notwendigkeit derartiger Untersuchungen existiert (Roberts, 1993). So werden die langfristigen Ergebnisse hinsichtlich der Eingliederung in das soziale Umfeld, der Art der weiterführenden Ausbildung, der Art des Ausbildungsabschlusses sowie der Eingliederung in das Erwerbsleben (Stufen 5 bis 8 in Abb. 1.1.) von Patienten mit Cochlea-Implantat bisher ausschließlich von Hogan et al. (1997, 1999, 2000) betrachtet. Allerdings werden in diesen Studien die entstehenden Kosten nicht berücksichtigt.

Auch ein Vergleich zwischen Patienten, die mit Cochlea-Implantat versorgt wurden, und solchen, die mit Hörgeräten versorgt sind, lässt sich bisher nur bei Hogan et al. (1999, 2000) finden. Diese Studien beziehen sich jedoch auf ertaubte Erwachsene und nicht auf taub geborene oder frühzeitig ertaubte Kinder.

All die erwähnten Untersuchungen beleuchten die Situationen in den USA, in Großbritannien, in den Niederlanden und in Australien. Für Deutschland liegen keine Analysen vor, obwohl die Klinik und Poliklinik für Hals-Nasen-Ohrenheilkunde (HNO) an der Medizinischen Hochschule Hannover (MHH) das weltweit größte Zentrum für Cochlea-Implantationen für Kinder und Erwachsene ist. Auch wurde in den vorhandenen Studien nicht nach Art der Kostenträger differenziert, die von der Implantation profitieren bzw. für die Kosten aufkommen.

Die vorliegende Arbeit befasst sich mit Kindern, die kongenital oder seit frühester Kindheit ertaubt sind und vor Vollendung des 7. Lebensjahres, also vor der Entscheidung über die Art der Schule, mit einem Cochlea-Implantat versorgt wurden. Es werden die Kosten und der Nutzen einer Cochlea-Implantat-Versorgung mit den Kosten und dem Nutzen der Hörgeräteversorgung verglichen. Dabei wird die Perspektive der Kostenträger eingenommen. Das sind in erster Linie die Krankenkassen, die öffentliche Hand und die Eltern der betroffenen Kinder. Vor dem Hintergrund der gewählten Perspektive werden die direkten und einige indirekte Kosten (z.B. Fahrkosten) bzw. Gebühren einbezogen.

Das Ziel der Arbeit ist daher die Beantwortung folgender Fragen:

1. Ist das Kosten-Nutzen-Verhältnis für kongenital taube und prä- bzw. perilingual ertaubte Kinder, die mit einem Cochlea-Implantat versorgt sind, aus volkswirtschaftlicher Sicht vorteilhaft gegenüber dem der Kinder, die Hörgeräte tragen?
2. Wirkt sich eine sehr frühe Implantation auch aus volkswirtschaftlicher Sicht positiv aus im Vergleich zur späteren Cochlea-Implantat-Versorgung?
3. Welche Schlüsse lassen sich für die gesamten Kosten bzw. den Nutzen für Deutschland im Zusammenhang mit einer veränderten Cochlea-Implantat-Versorgung ziehen, also einer früheren bzw. breiteren Versorgung?

Zur Beantwortung dieser Fragen wurden retrospektiv die Daten der HNO-Klinik der Medizinischen Hochschule Hannover sowie des Cochlear Implant Centrum „Wilhelm Hirte" (CIC), Hannover ausgewertet. Gleichzeitig wurde eine Elternbefragung zur pädagogischen Versorgung der Kinder durchgeführt.

Zunächst werden die theoretischen Grundlagen dargestellt (Abschnitte 1.2 und 1.3), bevor die verwandte Methodik aufgezeigt wird (Abschnitt 2). In den Kapiteln 3 und 4 werden die Ergebnisse der Studie beschrieben und anschließend diskutiert.

1.2 Theoretische Grundlagen der gesundheitsökonomischen Analyse

Medizinischer Fortschritt und demographische Veränderungen sind die wesentlichen Ursachen dafür, dass Ressourcen zur Erhaltung der Gesundheit knapp sind. Die Gesundheitsökonomie befasst sich mit den wirtschaftlichen Aspekten des Gesundheitswesens unter Verwendung ökonomischer Theorien. Das Ziel der Gesundheitsökonomie ist es, konkurrierende Maßnahmen in ihrer Kostenstruktur, Effektivität und Effizienz und somit Wirtschaftlichkeit zu beurteilen, um damit bei zunehmender Verknappung der Ressourcen im Gesundheitswesen Kosten zu sparen bzw. weiterhin umfangreiche Leistungen anbieten zu können (Rychlik, 1999).

Gesundheitsökonomische Analysen führen medizinische, epidemiologische und ökonomische Informationen zusammen, anhand derer Kosten und Nutzen verschiedener Versorgungsformen miteinander verglichen werden können. Dabei sind gesundheitsökonomische Analysen sowohl für die Gegenüberstellung medizinischer Maßnahmen innerhalb einer Indikation als auch für den Vergleich von Versorgungen unterschiedlicher Indikationen geeignet (Anell u. Norinder, 2000).

Für beide Formen des Vergleiches richtet sich die Aussagekraft einer Studie nach der Art ihrer Durchführung. Generell ist dabei zu unterscheiden, ob die betrachteten Kosten- und Nutzenparameter prospektiv erhoben, retrospektiv betrachtet oder durch eine Modellrechnung abgebildet werden (Hulley u. Cummings, 1988). Es existiert keine einheitliche Darstellung der Hierarchie verschiedener Studienformen hinsichtlich ihrer Aussagekraft (Drummond et al., 1999; Rychlik, 1999; Summerfield u. Marshall, 1999), doch über die grundlegenden Unterschiede besteht Einigkeit. Hier seien die wichtigsten Studienformen in abnehmender Aussagekraft aufgeführt:

- *Prospektive klinische Studien mit Randomisierung:* Patienten werden den unterschiedlichen Behandlungsalternativen zufällig zugeordnet, um dadurch möglichst alle Einflüsse menschlichen Verhaltens zu filtern und die Wirksamkeit einer Therapie isoliert betrachten zu können. Ergebnisgrößen und Kosten werden parallel zur Studie für alle Gruppen gemessen und anschließend verglichen. Dabei besteht das geringste Risiko für Verzerrungen und systematische Fehler (Bias). Allerdings beruhen die Aussagen dieser Studien auf artifiziellen Gegebenheiten, so dass eine Verallgemeinerung, z.B. der entstehenden Kosten, häufig schwierig ist (Fletcher et al., 1998).
- *Prospektive Kohortenstudien:* Hier wird nicht in die Therapieentscheidung des Arztes eingegriffen, so dass keine zufällige Zuordnung der Patienten zu verschiedenen Behandlungsalternativen erfolgt. Um trotzdem eine Vergleichbarkeit zwischen Patientengruppen herstellen zu können, wird häufig die Methode der „matched pairs" genutzt. Dabei wird jeweils einem Patienten aus einer Behandlungskohorte ein Patient der zweiten Kohorte zugeordnet, der bezüglich zuvor festgelegter Kriterien dieselben Merkmale (z.B. demographische Variablen oder krankheitsspezifische Kriterien) aufweist.

- *Retrospektive Fallkontrollstudien:* Patienten mit einem bestimmten Krankheitsbild oder Symptom werden betrachtet und dahingehend untersucht, inwieweit die Behandlung mit einer bestimmten Therapie dieses Krankheitsbild oder Symptom verändert. Als Vergleichsgruppe dienen Patienten, die alternativ oder gar nicht behandelt wurden und mit Hilfe der „Matched-Pairs"-Technik identifiziert wurden.
- *Modellrechnungen:* Modellrechnungen stellen eine auf Annahmen beruhende vereinfachende Darstellung der Wirklichkeit dar, mit deren Hilfe die Haupteinflussfaktoren auf ein Kosten-Nutzen-Verhältnis in ihrem Wirkprinzip beleuchtet werden. Somit werden Modellrechnungen häufig im Vorfeld prospektiver Studien auf Grundlage von Daten aus öffentlich zugänglichen Arbeiten durchgeführt, um den Sinn der Durchführung der Studie zu überprüfen.

Die Wahl der Studienform richtet sich sehr stark nach dem Entscheidungsträger (z.B. Krankenkasse, Gesundheitspolitiker, Arzt, Patient) und den für ihn relevanten Informationen. Allerdings sind neben der Aussagekraft der Studie zunehmend häufig auch die Zeitdauer der Studie und die daraus resultierenden Kosten von Relevanz (McIntosh et al., 1999; Baltussen et al., 1999). Diese beiden nehmen von prospektiven klinischen Studien bis hin zu Modellrechnungen stark ab.

Weiterhin bestimmen diese Entscheidungsträger maßgeblich die Wahl der Perspektive für die gesundheitsökonomische Untersuchung, also des Standpunktes, von dem aus Kosten und Nutzen erfasst und bewertet werden. Folgende Perspektiven sind u.a. denkbar: Patienten, Leistungserbringer, Leistungserstatter, Gesundheitspolitik, Gesamtgesellschaft. Aus der Perspektive und dem Ziel der Studie lässt sich die am besten geeignete Analysemethode ableiten (Drummond et al., 1999; Hannoveraner Konsensgruppe, 2000). Dies wird an folgenden Beispielen kurz erläutert: Sollen in erster Linie die direkten therapeutischen Effekte zweier alternativer Behandlungsmethoden aus Sicht des Arztes miteinander verglichen werden, stellt sich hauptsächlich die Frage nach der Effektivität, aber auch die Frage nach den Kosten für die Behandlungen. Eine Kosten-Effektivitäts-Analyse (cost-effectiveness analysis, vgl. Abschnitt 1.2.2) sollte gewählt werden. Falls der Patient und die Veränderung seiner Lebensqualität im Vordergrund stehen, wäre eine Kosten-Nutzwert-Analyse (cost-utility analysis, vgl. Abschnitt 1.2.3) die passende Methode.

Die Sichtweise, die in einer Studie eingenommen wird, bestimmt neben der Art der Analyse auch die Art der Kosten, die in die Bewertung einbezogen werden. Grundsätzlich sind direkte, indirekte und intangible Kosten voneinander zu unterscheiden. *Direkte Kosten* lassen sich direkt einer Behandlung oder Therapie zurechnen und werden z.B. durch Diagnostik, medikamentöse Therapie, Operation, Anschlussmedikation oder -behandlung verursacht. Daher werden sie häufig vereinfachend als medizinische Kosten bezeichnet, obwohl auch direkte nicht medizinische Kosten (z.B. Verwaltungskosten) existieren (Glennie et al., 1999).

Indirekte Kosten werden definiert als Kosten, die mittelbar durch die Behandlung bzw. Erkrankung verursacht werden. Sie umfassen u.a. Transportkosten, Lohn- und Gehaltsfortzahlung, Krankenhaustagegeld und Berentung bzw. Berufsunfähigkeit (Rychlik, 1999).

Tabelle 1.1. Analysemethoden für gesundheitsökonomische Untersuchungen

Analysemethode	Ressourcenverbrauch	Ergebnisgröße, Nutzen
Kostenminimierungsanalyse (cost-minimization analysis, CMA)	Kosten (monetäre Einheiten)	Medizinische Größe (klinische Ergebnisgleichheit)
Kosten-Effektivitäts-Analyse (cost-effectiveness analysis, CEA)	Kosten (monetäre Einheiten)	Gleiche Ergebnisgrößen (nicht monetäre Einheiten)
Kosten-Nutzwert-Analyse (cost-utility analysis, CUA)	Kosten (monetäre Einheiten)	Nutzwert (nicht monetär, aber nutzenadjustiert)
Kosten-Nutzen-Analyse (cost-benefit analysis, CBA)	Kosten (monetäre Einheiten)	Monetäre Einheiten

Zusätzlich zu direkten und indirekten Kosten gibt es Auswirkungen, die sich nicht objektiv quantifizieren lassen. Sie werden als *intangible Kosten* bezeichnet. Beispielhaft sei hier das Einbeziehen der Lebensqualität (als monetär bewertete Größe) genannt, die u.a. psychische und soziale Aspekte umfasst und vor allem von der subjektiven Einschätzung des Einzelnen abhängt.

All diese Kosten bilden den Ressourcenverbrauch innerhalb der verschiedenen Analysemethoden ab. Dagegen unterscheiden sich die Methoden nach Art der untersuchten Zielgrößen. Die Hauptunterschiede und Gemeinsamkeiten der vier wichtigsten Analysemethoden sind in Tabelle 1.1. abgebildet und werden in den folgenden Abschnitten detailliert erläutert.

1.2.1 Kostenminimierungsanalyse

Die Kostenminimierungsanalyse (cost-minimization analysis, CMA) ist die einfachste Form der gesundheitsökonomischen Betrachtung zum Vergleich zweier Behandlungsmethoden (Drummond et al., 1999). Sie ist jedoch nur von Bedeutung, wenn für die beiden betrachteten Alternativen die gleiche Wirksamkeit nachgewiesen ist. Die Ermittlung der äquivalenten Wirksamkeit erfolgt meist durch Ergebnisse klinischer Studien bzw. Literaturanalysen. Falls diese Voraussetzung gegeben ist, ist es nur noch notwendig, den Ressourcenverbrauch der beiden Alternativen zu vergleichen und die Kosten für die Verbräuche zu ermitteln. In diesem Fall ist es ökonomisch sinnvoll, der kostengünstigeren Alternative den Vorzug zu geben (Brown u. Buxton, 1998).

Die Kostenminimierungsanalyse ist jedoch nur ein Spezialfall der Kosten-Effektivitäts-Analyse, bei der sich die Wirkungen unterschiedlicher Behandlungen als identisch herausgestellt haben.

1.2.2 Kosten-Effektivitäts-Analyse

Bei der Kosten-Effektivitäts-Analyse (cost-effectiveness analysis, CEA) werden der Ressourcenverbrauch in monetären Einheiten und der Nutzen in nicht monetären Einheiten (natural units) gemessen (Rychlik, 1999). Nicht monetäre Einheiten können von medizinischen Größen (z.B. Wörter pro Minute beim Speechtracking) über vermiedene Arbeitsunfähigkeitstage bis hin zu gewonnenen Lebensjahren reichen. In den Fällen, in denen eine Alternative der zu vergleichenden Behandlungsmethoden in ihrer Wirksamkeit deutlich besser und in ihren Kosten günstiger ist als die andere, ist die erste die präferierte Alternative. Häufiger tritt jedoch die Situation auf, dass eine Alternative höhere Kosten verursacht, aber auch zu besseren Ergebnissen führt. In diesem Fall ist eine inkrementelle Analyse notwendig, bei der die zusätzlichen Kosten und die zusätzlichen Effekte einander gegenübergestellt werden (Wasem u. Siebert, 1999). Die inkrementelle Kosten-Effekt-Relation ermöglicht somit eine Einordnung, zu welchem „Preis" zusätzliche medizinische Effekte zu erhalten sind.

Kosten-Effektivitäts-Analysen können theoretisch zum Vergleich jeglicher Alternativen genutzt werden, sofern eine gemeinsame Ergebnisgröße gefunden werden kann. Beispielhaft sei an dieser Stelle der Parameter gewonnene Lebensjahre genannt. Häufig werden jedoch in unterschiedlichen Kosten-Effektivitäts-Analysen verschiedene klinische Ergebnisgrößen in Abhängigkeit der Indikation und Fragestellung benötigt. Damit können in der Regel keine Ergebnisse erzielt werden, die es z.B. gesundheitspolitischen Entscheidungsträgern ermöglichen, Ressourcenallokationen vergleichend über unterschiedliche Indikationen hinweg zu treffen. Aus diesem Grund wird dann die Kosten-Nutzwert-Analyse zur direkten Gegenüberstellung verschiedener Alternativen gewählt.

1.2.3 Kosten-Nutzwert-Analyse

In der Kosten-Nutzwert-Analyse (cost-utility analysis, CUA) wird erneut der Ressourcenverbrauch in monetären Einheiten bewertet. Der Nutzen wird als nicht monetäres, aber nutzenadjustiertes Ergebnis gemessen. Die Maßeinheit zur Bewertung des Ergebnisses ist das qualitätsadjustierte Lebensjahr (quality-adjusted life-year, QALY). Mit dem Konzept des QALY wird die Kombination aus Lebenserwartung, die eine quantitative Betrachtung darstellt, und Lebensqualität als qualitativer Betrachtung ermöglicht. Zur Ermittlung der qualitätsadjustierten Lebensjahre wird die Lebensdauer, die in einzelnen Gesundheitszuständen verbracht wird, mit den korrespondierenden Lebensqualitätscodes gewichtet und anschließend die Summe gebildet (Abb. 1.2.). Diese Codes werden durch Patientenbefragungen gewonnen.

Das Ergebnis der Analyse wird dargestellt als Quotient aus Kosten pro gewonnenem QALY. Dabei ist zu beachten, dass der QALY aggregierte Vorlieben, also subjektive Empfindungen von Patienten für einzelne Ergebnisse widerspiegelt (Canadian Coordinating Office For Health Technology Assessment, 1997).

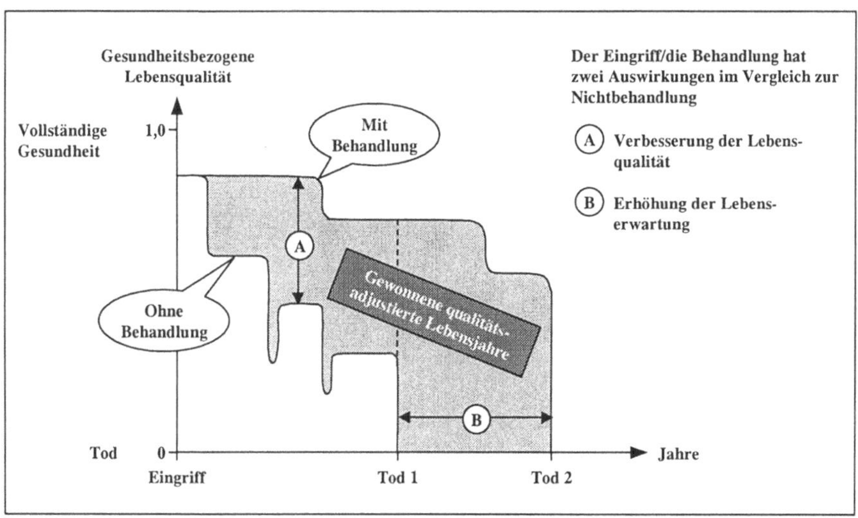

Abb. 1.2. Prinzip der Ermittlung des QALY (Drummond et al., 1999)

Die Kosten-Nutzwert-Analyse ist besonders geeignet für den Vergleich von Behandlungen verschiedener Indikationen, die eine große Spannweite an Effekten aufweisen, weil durch den QALY eine einheitliche Basis geschaffen werden kann. Es wird ein Vergleich von Therapien für verschiedene Erkrankungen in so genannten „league tables" möglich (Rychlik, 1999). Auf der anderen Seite führt gerade diese Vergleichbarkeit dazu, dass die Betrachtung auf nur einen Wirkungsparameter, den QALY, beschränkt werden muss. Diese Reduktion auf einen Parameter ist bei der Kosten-Nutzen-Analyse nicht notwendig.

1.2.4 Kosten-Nutzen-Analyse

Bei der Kosten-Nutzen-Analyse (cost-benefit analysis, CBA) ist eine mehrdimensionale Nutzenmessung möglich. Dabei werden sowohl der Ressourcenverbrauch als auch der Nutzen in monetären Einheiten bewertet (Heyland et al., 1999). Somit können Kosten und Effekte einander direkt gegenübergestellt werden, weil sie in gleichen Einheiten gemessen werden.

Als problematisch wurde in der Vergangenheit besonders die monetäre Bewertung des Nutzens beurteilt, so dass die Methode der Kosten-Nutzen-Analyse aufgrund methodischer Schwierigkeiten nur selten angewandt wurde. Doch aktuelle Studien zeigen, dass diese Art der Analyse sich zunehmend zur bevorzugten Methode entwickelt. Dies ist vor allem methodischen Weiterentwicklungen zur monetären Bewertung des Nutzens z.B. der Bewertung über individuelle Zahlungsbereitschaft (willingness-to-pay), aber auch dem Modell der Opportunitätskosten (balance sheet or opportunity cost approach) zuzuschreiben (McIntosh et al., 1999). Im Opportunitätskostenmodell lassen sich abgeleitete Größen zur Messung des Gesundheitszustandes nutzen, die objektiv quantifizierbar und direkt messbar sind (von der Schulenburg u. Greiner, 1997). So ist z.B. die monetäre Bewertung der in Abb. 1.1. dargestellten Ergebnisse der Cochlea-Implantat-Versorgung von Kindern insofern möglich, als u.a. die Einkommenshöhe quantifiziert werden kann (Summerfield u. Marshall, 1999).

1.3 Das Cochlea-Implantat – theoretische Grundlagen

Seit Anfang der siebziger Jahre werden Cochlea-Implantate in Deutschland zur Versorgung ertaubter und gehörloser Patienten genutzt, denen mit konventionellen Hörgeräten aufgrund des Ausmaßes des Hörverlustes keine für Sprachverstehen ausreichende Hörinformation vermittelt werden konnte.

Mit zunehmender Erfahrung bei erwachsenen postlingual (nach dem Spracherwerb) ertaubten Patienten wurde die Indikation für eine Cochlea-Implantation auf ältere, später auf immer jüngere Kinder mit angeborener und erworbener Taubheit erweitert. Die Implantation von prä- und perilingual (vor dem 7. Lebensjahr) ertaubten Kindern ermöglicht einen auf Hören gestützten Spracherwerb, der mit konventionellen Hörgeräten nicht möglich ist (Lenarz, 1998 (2)).

Im Folgenden wird auf die physiologischen Grundlagen, den Aufbau und die Funktionsweise eines Cochlea-Implantates sowie die Voraussetzungen für eine Implantation bei Kindern eingegangen.

1.3.1 Physiologische Grundlagen und pathophysiologische Aspekte

Der physiologische Hörvorgang beginnt mit den Schallwellen, die über Ohrmuschel und Gehörgang aufgenommen werden und das Trommelfell in Schwingungen versetzen (Abb. 1.3.). Das Mittelohr überträgt diese Schallwellen über Gehörknöchelchen und Steigbügelfußplatte auf das flüssigkeitsgefüllte Innenohr. Die dort stattfindende Auslenkung der Basilarmembran pflanzt sich in Form einer Wanderwelle fort, die sich in der Schnecke ausbreitet und die in Abhängigkeit der Schallfrequenz an unterschiedlichen Stellen der Basilarmembran Amplitudenmaxima ausbildet. Durch diese Verformung und Auslenkung der elastischen Basilarmembran werden die auf ihr sitzenden Hörsinneszellen, die so genannten Haarzellen, miterregt (Summerfield u. Marshall, 1995).

Dabei werden die Stereozilien (Sinneshaare) abgelenkt, und apikal gelegene Ionenkanäle werden geöffnet (Abb. 1.4.). Kaliumionen strömen aus der Endolymphe, welche die Stereozilien umgibt, in das Zellinnere und führen an der Zellmembran zu einer Depolarisation. Das dabei entstehende Rezeptorpotential breitet sich bis zum basalen Ende der Zelle aus.

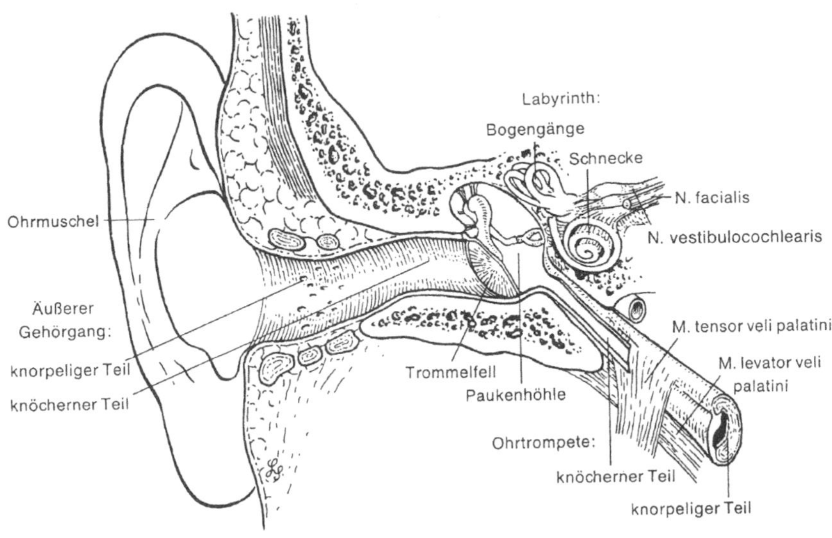

Abb. 1.3. Übersicht über das Hörsystem (Boenninghaus, 1996)

Die dadurch hervorgerufene Abgabe eines Transmitterstoffes in den synaptischen Spalt induziert dort eine Depolarisation, das so genannte Generatorpotential. Bei Überschreitung eines bestimmten Schwellenwertes kommt es zur Auslösung eines Aktionspotentiales in der Nervenfaser, das entlang des Hörnervs und damit in das zentrale Hörsystem zur weiteren Verarbeitung geleitet wird (Lenarz, 1998 (2)).

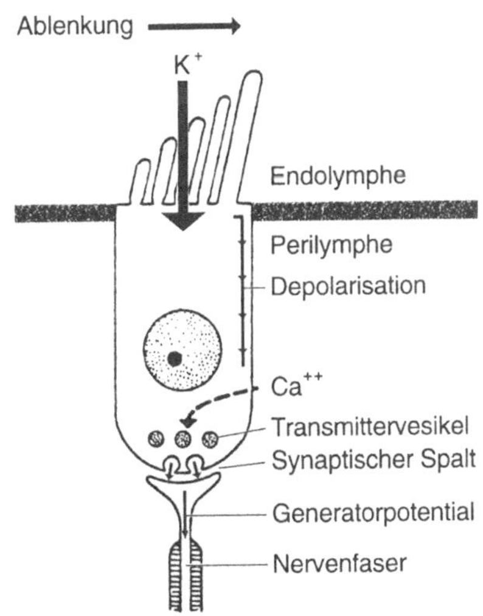

Abb. 1.4. Funktion der Haarzelle (Boenninghaus, 1996)

Sind bestimmte Bereiche des menschlichen Hörsystems nicht mehr funktionstüchtig, kommt es zu unterschiedlichen Ausfällen. Abhängig von Ort und Grad der Schädigung kann unterschieden werden zwischen Mittelohr-, Innenohr- und/oder neuraler Schwerhörigkeit sowie zwischen geringer, mittelgradiger und hochgradiger Schwerhörigkeit. Bei mehr als 95 Prozent aller Patienten mit einer Schwerhörigkeit jenseits des Mittelohres liegt eine Innenohrschwerhörigkeit vor. Dabei führt der Ausfall der Haarzellen dazu, dass die ankommenden Schallwellen nicht mehr in Nervenaktionspotentiale umgesetzt werden können. Der Hörnerv und die zentrale Hörbahn bleiben dagegen in den meisten Fällen intakt. Grundsätzlich lassen sich Innenohrschwerhörigkeiten durch eine Hörgeräteversorgung behandeln. Ist mit Hilfe dieser Versorgung ein Sprachverstehen nicht mehr möglich, liegt eine hochgradige Innenohrschwerhörigkeit bzw. Taubheit vor.

Die Ursachen für Innenohrtaubheit sind unabhängig vom Lebensalter, sehr unterschiedlich und zahlreich. Sie sind auszugsweise in Tabelle 1.2. dargestellt.

Der Zeitpunkt des Beginns der Schädigungen ist dann wesentlich, wenn das auditorische System noch nicht ausgereift ist. Tritt bei einem Erwachsenen eine solche Störung auf, liegt ein voll entwickeltes Hörsystem vor. Therapeutische Maßnahmen zur Rehabilitation des Hörvorgangs können jederzeit, auch mit zeitlicher Verzögerung, zu einem entsprechenden Hörerfolg führen. Kommt es hingegen im Laufe der bereits erwähnten Reifung des zentralauditorischen Systems, d.h. innerhalb der ersten Lebensjahre zu einem hochgradigen Hörverlust, muss schnell mit Hilfe therapeutischer Maßnahmen wie Hörgeräte- und CI-Versorgung die Fortsetzung der Ausreifung ermöglicht werden (Nutzung der hohen Plastizität des neuralen Systems). Zeitliche Verzögerungen führen besonders für Kinder, die seit Geburt taub sind, zu einer mangelhaften Reifung des zentralauditorischen Systems (Reuter, 1997). Dieser Zusammenhang ist besonders wichtig für die Indikation bei prä-, peri- und postlingual ertaubten Kindern (vgl. Abschnitt 1.3.3).

Tabelle 1.2. Taubheitsursachen und Häufigkeit des Auftretens (Lenarz, 1998 (2))

Taubheitsursachen (Auswahl)	Häufigkeit des Auftretens
Kongenitale Taubheit	ca. 30 %
Postmeningitische Taubheit	ca. 16 %, bei Kindern ca. 22 %
Innenohrmissbildung	ca. 4 %
Taubheit unbekannter Ursache	ca. 30 %
Taubheit im Rahmen von Syndromen	
Virusinfektionen	ca. 3 %
Peripartale Asphyxie	ca. 4 %
Hyperbilirubinämie	
Frühgeburt	
Morbus Menière	
Hörsturz	
Degenerative Innenohrschwerhörigkeit	
Chronisch progrediente Innenohrschwerhörigkeit	
Traumatische Ertaubung	
Otosklerose	
Iatrogene Ertaubung	
Ototoxische Medikamente	

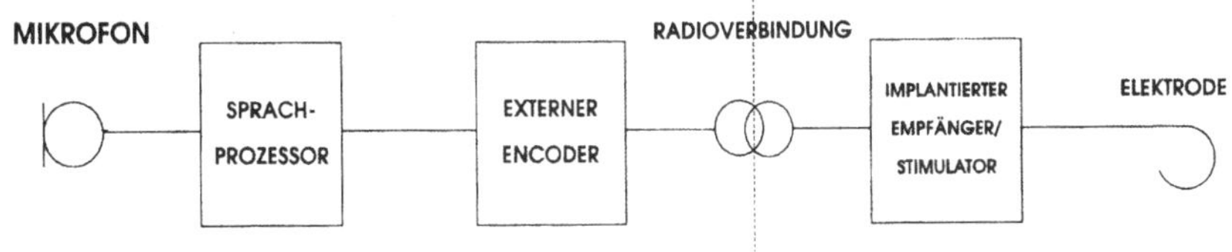

Abb. 1.5. Prinzipieller Aufbau eines Cochlea-Implantates mit transkutaner Verbindung (Lenarz, 1998 (2))

1.3.2 Aufbau und Funktionsweise eines Cochlea-Implantates

Cochlea-Implantate sind elektronische Reizprothesen, welche die Funktion des ausgefallenen Innenohres bzw. der ausgefallenen Hörsinneszellen im Innenohr übernehmen. Die prinzipielle Arbeitsweise eines Cochlea-Implantates ist in Abb. 1.5. dargestellt.

Der ankommende Schall wird über ein Mikrofon aufgenommen und über ein Kabel dem Sprachprozessor zugeleitet. Dieser verarbeitet die eingehenden Informationen in Verbindung mit den individuell gespeicherten Patientendaten und bereitet sie zu elektrischen Signalen auf, welche über ein Kabel zur Sendespule geleitet und von dort dem Implantat drahtlos zugesendet werden. Im Empfängerteil des Implantates werden die Informationen entschlüsselt und entsprechend der Kodierung des Sprachprozessors in elektrische Impulse umgesetzt. Diese künstlichen elektrischen Signale werden mit Hilfe einer Elektrode oder eines Elektrodenpaares auf den intakten Hörnerv übergeleitet. Die dort entstehenden Aktionspotentiale werden über die Hörbahn der Hörrinde zugeleitet und zu einem Höreindruck verarbeitet. Die so ausgelösten Höreindrücke können vom Patienten allmählich verstanden und interpretiert werden. Auf diese Weise sind ein Sprachverstehen bei Erwachsenen und der Spracherwerb bei Kindern grundsätzlich möglich.

Obwohl unterschiedliche Cochlea-Implantat-Systeme generell ähnlich arbeiten, lassen sie sich anhand verschiedener Kriterien unterscheiden. Hier seien beispielhaft das Elektrodendesign, die Anzahl der Elektroden, die Sprachverarbeitungsstrategie, die Reizmodalität und die Datenverbindung genannt (Lenarz, 1998 (2)).

1.3.3 Voraussetzungen für eine Implantation bei Kindern

Grundsätzlich kommt ein Cochlea-Implantat immer dann in Frage, wenn eine hochgradige, an Taubheit grenzende Innenohrschwerhörigkeit vorliegt und der Hörnerv sowie das zentrale Hörsystem funktionsfähig sind. Objektive Hörprüfverfahren stellen für Säuglinge und Kleinkinder die Grundlage für die Indikation einer Cochlea-Implantation (Arnold et al., 1995) dar.

Für junge Kinder vor dem Eintritt in das Schulalter lassen sich weiterhin folgende allgemeine Indikationskriterien für eine CI-Versorgung aufstellen (Lenarz, 1998 (2)):

- Bei kongenitaler Taubheit (Gehörlosigkeit) sollte die Versorgung mit einem Cochlea-Implantat möglichst innerhalb der ersten beiden Lebensjahre, spätestens jedoch bis zum 3. Lebensjahr erfolgen, sofern probeweise eine Hörgeräteversorgung und intensive Hörspracherziehung erfolgt sind.
- Bei erworbener Taubheit (prä- und perilingualer Taubheit) sollte möglichst bald nach Eintritt der Ertaubung die Cochlea-Implantation vorgenommen werden, um die Phase der auditorischen Deprivation und deren Folgen so gering wie möglich zu halten. Dies trifft vor allem für die Ertaubung nach Meningitis zu, da hier die Gefahr einer Verknöcherung der Schnecke besteht. Dadurch werden die Bedingungen für eine Implantation deutlich schlechter.
- Innenohrmissbildungen und Zusatzbehinderungen müssen individuell beurteilt werden.

Aus den Kriterien wird deutlich, dass sowohl der Zeitpunkt der Ertaubung als auch die Dauer der Taubheit entscheidend den Erfolg der Implantation beeinflussen.

Neben der medizinischen ist auch eine pädagogische Beurteilung notwendig. Es werden der allgemeine Entwicklungsstand, der Sprachentwicklungsstand, die Fähigkeit zur Mitarbeit, die Lernbereitschaft und Motivation evaluiert sowie die Erwartungshaltung des Kindes und der Eltern abgeschätzt.

2 Methodik

2.1 Demographische Daten der Kinder

Es werden kongenital taube und prä- und perilingual ertaubte Kinder betrachtet, die mit einem Cochlea-Implantat oder mit Hörgeräten versorgt sind und keine zusätzlichen Behinderungen haben.

Die Implantationen wurden in den Jahren 1988 bis 2000 an der HNO-Klinik der MHH bei Kindern zwischen 0 und 6,9 Jahren vorgenommen, die in Deutschland aufgewachsen sind. Der Hörverlust der Kinder mit Hörgerät ist vergleichbar mit dem der CI-versorgten Kinder (matched pairs) und wurde durch Audiogramme ermittelt.

Als Vergleichsgruppe dienen Kinder, die heute mit Hörgeräten (HG) versorgt sind oder nach langer Hörgeräteversorgung erst nach dem 12. Lebensjahr implantiert wurden. Hier wurden ausschließlich Informationen bzw. Leistungen bis zum Implantationszeitpunkt in die Analyse einbezogen, so dass z.B. die schulische Entwicklung der Kinder mit Hörgeräten bis mindestens zur 7. Klasse ausgewertet werden konnte.

Um eine Analyse der Ergebnisse in Abhängigkeit des Implantationsalters zu ermöglichen, wurden die Kinder in insgesamt 4 Gruppen (davon 3 Altersgruppen und eine Vergleichsgruppe) aufgeteilt:

- Gruppe 1: Cochlea-Implantation im Alter zwischen 0 und 1,9 Jahren
- Gruppe 2: Cochlea-Implantation im Alter zwischen 2 und 3,9 Jahren
- Gruppe 3: Cochlea-Implantation im Alter zwischen 4 und 6,9 Jahren
- Gruppe 4: Hörgeräte-versorgte Kinder (bzw. CI-Kinder, die mindestens bis zum 12. Lebensjahr mit Hörgeräten versorgt waren)

Innerhalb der Vergleichsgruppe ist eine Differenzierung nach Alter nicht sinnvoll, da die Kinder alle seit frühester Kindheit mit Hörgeräten versorgt sind. Weiterhin ist diese Studie geschlechtsunabhängig.

Da die Nutzung der verschiedenen Datenquellen keine durchgängige Betrachtung einer festen Anzahl von Kindern ermöglicht, wird bei der Beschreibung der einzelnen Datenquellen (vgl. Abschnitte 2.2.2 bis 2.2.4) auf weitere demographische Daten eingegangen.

2.2 Design der Kosten-Nutzen-Analyse

Die vorliegende Analyse ist eine retrospektive (Fallkontroll-) Studie von kongenital tauben und prä- bzw. perilingual ertaubten Kindern. Diese retrospektive Studienform wurde gewählt, um die heute vorhandene, mehrjährige Erfahrung der Patienten mit dem Implantat einbeziehen zu können. Es erfolgt der Vergleich zwischen Kindern, die mit einem Cochlea-Implantat versorgt sind, und Hörgeräteversorgten Kindern.

Dabei wird die Perspektive der Kostenträger eingenommen, d.h. der Krankenkassen, der öffentlichen Hand (des Schulträgers) und der Eltern. Diese Kostenträger kommen sowohl für direkte (medizinische) Kosten auf, die häufig in Form von Gebühren oder Pauschalen abgerechnet werden, als auch für indirekte (nicht medizinische) Kosten wie z.B. Fahrkosten. Somit sind hier nicht die für den Leistungserbringer entstehenden Aufwände (tatsächliche Kosten), sondern die dem Kostenträger in Rechnung gestellten Kosten relevant. Intangible Kosten (Bewertung der Lebensqualität) werden auch nicht in die Analyse einbezogen, da diese nicht monetär messbar und dadurch aus Kostenträgerperspektive nicht relevant sind (Rychlik, 1999).

Die Studie umfasst zwei Betrachtungshorizonte und zwei Betrachtungszeiträume (vgl. Abschnitt 2.2.5). Zunächst werden alle Leistungen und Ergebnisse im Zusammenhang mit der Hörschädigung auf individueller Ebene bis zum vollendeten 16. Lebensjahr, dem Abschluss der Sekundarstufe 1, betrachtet. Anschließend werden die Transaktionen für die Kostenträger in einer lebenslänglichen Analyse sowie für ein größeres Patientenkollektiv in einer Modellrechnung simuliert.

Insgesamt bildet das Jahr 1999 die Basis für alle monetären Einheiten (Ausgaben). Kosten werden auf Zehnerstellen gerundet und mit einem Zinssatz von 6 Prozent diskontiert (Rychlik, 1999; Hannoveraner Konsensgruppe, 1999). Die Diskontierung bzw. negative Verzinsung trägt der Tatsache Rechnung, dass Gütern unterschiedlicher Wert beigemessen wird, je nach dem Zeitpunkt, zu dem sie erworben werden. Mit anderen Worten: Eine Geldeinheit, die in der Zukunft investiert wird, ist zum jetzigen Zeitpunkt weniger wert, als wenn sie heute angelegt würde. Der Zinssatz wird in zwei Szenarienrechnungen auf 5 Prozent (von der Schulenburg u. Greiner, 1997) bzw. 10 Prozent variiert.

Außerdem werden die Variationen der Kosten einzelner Leistungen und die daraus resultierenden Gesamtkosten in Szenarienrechnungen und Sensitivitätsanalysen untersucht. Dabei werden die Parameter einzeln entsprechend der vorangegangenen Analyseergebnisse variiert. Anschließend werden zwei Szenarien betrachtet, in denen alle Parameter verändert werden, die wesentliche Auswirkungen auf die Gesamtkosten haben. Das erste Szenario stellt eine für CI-versorgte Kinder, das zweite eine für HG-versorgte Kinder kostengünstigere Situation im Vergleich zum Basismodell dar.

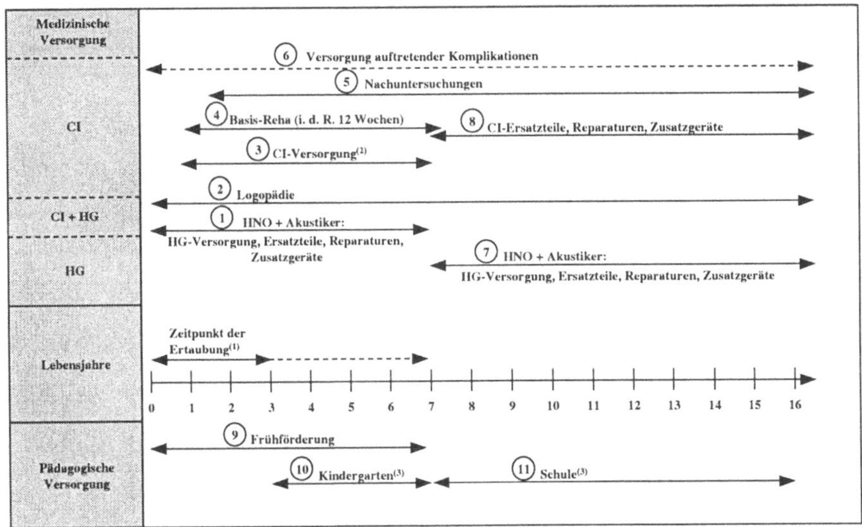

(1) 0-2,9 Jahre: prälingual, 3-6,9 Jahre: perilingual
(2) VU,OP, Erstversorgung
(3) Gehörlosen-, kombinierte, Schwerhörigen-, integrierte, Regeleinrichtungen; ggf. Internat

Abb. 2.1. Leistungen für Kinder mit Cochlea-Implantaten und Hörgeräten

2.2.1 Struktur der Leistungen für Kinder

Die Leistungen für hörgeschädigte Kinder sind nach medizinischen Leistungen (Ressourcenverbrauch) und pädagogischen Leistungen zu differenzieren. Dabei ist die Wahl der medizinischen Behandlung das Kriterium zur Unterteilung der betrachteten Kinder in die zu vergleichenden Gruppen. Ein Teil der Kinder wird mit einem Cochlea-Implantat versorgt. Andere nutzen Hörgeräte.

Die Bewertung des Ressourcenverbrauchs umfasst die Kosten für alle medizinischen Leistungen und die damit zusammenhängenden indirekten Kosten. Es werden nur Kosten betrachtet, die zu realen Zahlungsströmen führen, da nur diese aus Kostenträgerperspektive relevant sind. Somit werden keine intangiblen und nur einige indirekte Kosten einbezogen. Zur Messung des Erfolges der Behandlung wird die Art der pädagogischen Betreuung in Kindergarten und Schule herangezogen. Es werden fünf Kategorien unterschieden: Gehörlosen-, kombinierte, Schwerhörigen-, integrierte und Regelversorgung. Auch die Art der pädagogischen Betreuung wird monetär bewertet.

Die Struktur aller betrachteten Leistungen bis zum vollendeten 16. Lebensjahr ist Abb. 2.1. zu entnehmen. Entlang dieser Struktur werden die Ergebnisse in Abschnitt 3 dargestellt und in Abschnitt 4 diskutiert.

Medizinische Leistung	Kostentreiber	Kostenträger	Datenquelle
① ⑦ HG-Versorgung			
HNO-Arzt	# Besuche x EBM-Ziffer x Punktwert[1]	KK	HNO-Arzt, KV
Otoplastiken	Häufigkeit x Pauschale	KK	Fragebogen, Akustiker
HG	Häufigkeit x Pauschale	KK, Eltern	Fragebogen, Akustiker
Batterien	Häufigkeit x Preis	KK	Fragebogen, Akustiker
Reparaturen	Häufigkeit x Ø-Kosten	KK	Fragebogen, Akustiker
Zusatzgeräte[2]	Ø-Kosten	KK	Fragebogen, Akustiker
② Zusätzliche Therapien			
Logopädie	# Jahre x Ø-Kosten	KK	Fragebogen, Logopäde
③ CI-Versorgung			
a) Voruntersuchung (VU)			
medizinisch	# Tage x Pflegesatz	KK	MHH-Abrechnungs-DB, MHH
Fahrkosten	(Entfernung x Pauschale) - Eigenanteil	KK, Eltern	Fragebogen
Verdienstausfall	# Tage x 90 % Nettolohn	KK, Eltern	Fragebogen
Haushaltshilfe	# Stunden x Pauschale	KK, Eltern	Fragebogen
Hotel	# Tage x Kosten	KK, Eltern	Fragebogen
b) Operation (OP)			
OP inklusive Implantat	Sonderentgelt	KK	MHH
Stat. Aufenthalt	# Tage x verminderter Pflegesatz	KK	MHH-Abrechnungs-DB, MHH
Fahrkosten	(Entfernung x Pauschale) - Eigenanteil	KK, Eltern	Fragebogen
Verdienstausfall	# Tage x 90 % Nettolohn	KK, Eltern	Fragebogen
Haushaltshilfe	# Stunden x Pauschale	KK, Eltern	Fragebogen
Hotel	# Tage x Kosten	KK, Eltern	Fragebogen
④ Basis-Reha			
Reha	# Tage x Pflegesatz	KK	CIC-DB, CIC
Fahrkosten	(Entfernung x Pauschale) - Eigenanteil	KK, Eltern	Fragebogen
Verdienstausfall	# Tage x 90 % Nettolohn	KK, Eltern	Fragebogen
Haushaltshilfe	# Stunden x Pauschale	KK, Eltern	Fragebogen
Hotel	# Tage x Kosten	KK, Eltern	Fragebogen
⑤ Nachuntersuchungen			
Medizinisch	# Besuche x EBM-Ziffer x Punktwert	KK	Fragebogen, KV
Pädagogisch	# Tage x Pflegesatz	KK	CIC-DB, CIC
Fahrkosten	(Entfernung x Pauschale) - Eigenanteil	KK, Eltern	Fragebogen
Verdienstausfall	# Tage x 90 % Nettolohn	KK, Eltern	Fragebogen
Haushaltshilfe	# Stunden x Pauschale	KK, Eltern	Fragebogen
Hotel	# Tage x Kosten	KK, Eltern	Fragebogen
⑥ Komplikationen			
a) Garantie			
Implantat	Kosten Implantat	Hersteller	Hersteller
Stat. Aufenthalt	# Tage x voller Pflegesatz	KK	MHH-Abrechnungs-DB, MHH
Fahrkosten	(Entfernung x Pauschale) - Eigenanteil	KK, Eltern	Fragebogen
Verdienstausfall	# Tage x 90 % Nettolohn	KK, Eltern	Fragebogen
Haushaltshilfe	# Stunden x Pauschale	KK, Eltern	Fragebogen
Hotel	# Tage x Kosten	KK, Eltern	Fragebogen
b) Revision			
OP inklusive Gerät	Sonderentgelt	KK	MHH
Stat. Aufenthalt	# Tage x verminderter Pflegesatz	KK	MHH-Abrechnungs-DB, MHH
Fahrkosten	(Entfernung x Pauschale) - Eigenanteil	KK, Eltern	Fragebogen
Verdienstausfall	# Tage x 90 % Nettolohn	KK, Eltern	Fragebogen
Haushaltshilfe	# Stunden x Pauschale	KK, Eltern	Fragebogen
Hotel	# Tage x Kosten	KK, Eltern	Fragebogen
⑧ CI-Ersatzteile			
Ersatzteile	Häufigkeit x Kosten	KK	Fragebogen, Akustiker
Reparaturen	Häufigkeit x Kosten	KK	Fragebogen, Akustiker
Zusatzgeräte	Häufigkeit x Kosten	KK	Fragebogen, Akustiker

(1) Anfangsdiagnose, Routineuntersuchungen: 4 x p.a.
(2) Lichtsignalanlage (Tür, Telefon), Lichtwecker, FM-Anlage

Abb. 2.2. Medizinische Leistungen

Für alle Leistungen wurden die Kostentreiber in Form von Mengen- und Kostengrößen, die Kostenträger sowie die genutzten Datenquellen aufgezeigt. Diese Informationen sind für medizinische Leistungen in Abb. 2.2. detailliert dargestellt. Folgende Abkürzungen werden verwendet: DB (Datenbank), KK (Krankenkasse), KV (Kassenärztliche Vereinigung).

Einige Leistungen sind in Abb. 2.2. nicht separat aufgeführt und werden nicht in die Analyse einbezogen:

1. Pädaudiologe: Pädaudiologische Untersuchungen erfolgen häufig im Rahmen der CI-Voruntersuchung, so dass sie in der Analyse der Länge des stationären Aufenthaltes der CI-Voruntersuchung abgebildet werden.
2. CI-Vorgespräch vor der CI-Voruntersuchung: Die Kosten für diese Gespräche können derzeit nicht mit der Krankenkasse abgerechnet werden, so dass sie aus Sicht der Kostenträger nicht relevant sind.
3. Pädagogische Voruntersuchung und „Probetraining" zur Ersteinstellung des Sprachprozessors am Rehabilitationszentrum: Beide Leistungen werden durch das Sonderentgelt abgedeckt.
4. Ergo-/Physiotherapie: Diese Therapien stehen nicht im unmittelbaren Zusammenhang mit der Hörschädigung.
5. HG-Versorgung für CI-Kinder nach Implantation: Die betrachteten Kinder nutzen kein Hörgerät als Ergänzung zum Cochlea-Implantat, so dass diese Leistung aus der Betrachtung ausgeschlossen wurde.

Die Struktur der betrachteten Leistungen zur pädagogischen Versorgung, die Kostentreiber, Kostenträger und Datenquellen sind in Abb. 2.3. aufgezeigt.

Aus den Darstellungen der Leistungen zur medizinischen und pädagogischen Versorgung wird deutlich, dass die wichtigsten Datenquellen ein Elternfragebogen und verschiedene vorhandene Datenbanken sind. Auf diese Quellen wird in den folgenden Abschnitten eingegangen. Die Zusammenführung aller Daten unter Beibehaltung der Differenzierung nach Kostenträgern ermöglicht die Analyse der Gesamtkosten im Zeitverlauf sowie die Verteilung der Kosten zwischen den verschiedenen Trägern.

Pädagogische Versorgung	Kostentreiber	Kosten-träger	Datenquelle
⑨ Frühförderung			
Frühförderung	# Jahre x Kosten p. a.	Öffentliche Hand	Fragebogen, Träger
⑩ Kindergarten			
(Spezial)-Betreuung		Öffentliche Hand, KK	Fragebogen, Träger
• Gehörlos	Jahre x Pflegesatz p. a.		
• Kombiniert	Jahre x Pflegesatz p. a.		
• Schwerhörig	Jahre x Pflegesatz p. a.		
• Integriert	Jahre x Kosten p. a.		
• Regel	Jahre x Kosten p. a.		
Transport	Entfernung x Kosten	Öffentliche Hand	Fragebogen
⑪ Schule			
Schule	# Jahre x Kosten pro Schulform	Öffentliche Hand	Fragebogen, Schulträger
• Gehörlos	# Jahre x Kosten p. a.		
• Kombiniert	# Jahre x Kosten p. a.		
• Schwerhörig	# Jahre x Kosten p. a.		
• Integriert	# Jahre x Kosten p. a.		
• Regel	# Jahre x Kosten p. a.		
Transport	Entfernung x Kosten	Öffentliche Hand	Fragebogen
Internat	# Jahre x stat. Pflegesatz	Öffentliche Hand	Fragebogen, Träger

Abb. 2.3. Pädagogische Versorgung

2.2.2 Art der Datenbankanalysen

Im Rahmen der Studie wurden vier Datenbanken ausgewertet: CI-Patientendatenbank der HNO-Klinik der MHH, Schülerdatenbank des Landesbildungszentrums für Hörgeschädigte in Hildesheim (LBZH), Datenbank des Cochlear Implant Centrums in Hannover (CIC), MHH-Abrechnungsdatenbank.

Die CI-Patientendatenbank wurde zur Ermittlung der zu befragenden Kinder (bzw. deren Eltern) genutzt. Dabei wurden die in Abschnitt 2.1 genannten Kriterien zur Selektion verwandt. Zusätzlich wurde der OP-Zeitraum für die Gruppen 1, 2 und 3 bis zum Ende des Jahres 1997 eingeschränkt. Erst durch die heute vorhandene mindestens zweijährige Erfahrung mit dem Cochlea-Implantat wird das Erkennen potentieller Veränderungen der pädagogischen Versorgung nach der Implantation ermöglicht (Archbold et al., 1999; Illg, 1999; Lenarz et al., 1999). Außerdem wurde die Analyse der Explantationen bzw. Reimplantationen mit Hilfe dieser Datenbank durchgeführt.

Die LBZH-Schülerdatenbank wurde zur Ermittlung der zu befragenden Kinder für die Vergleichsgruppe genutzt. Dabei wurden nur Kinder einbezogen, die aus medizinischer und pädagogischer Sicht für die Cochlea-Implantation geeignet sind bzw. waren, d.h. deren Hörvermögen und deren Umfeld aus heutiger Sicht eine positive CI-Indikation zulassen. Das Hörvermögen wurde anhand von Audiogrammen überprüft.

Die CIC-Datenbank wurde zur Analyse der Dauer der Rehabilitation sowie der Häufigkeit der pädagogischen Nachuntersuchungen verwandt. Zusätzlich zu den in Abschnitt 2.1 genannten Kriterien wurden nur Kinder betrachtet, die ihre gesamte Rehabilitationszeit am CIC in Hannover verbracht haben und deren Rehabilitation bereits abgeschlossen ist.

Die MHH-Abrechnungsdatenbank wurde zur Ermittlung der Länge des stationären Aufenthalts im Rahmen der Voruntersuchung und der Implantation genutzt:

– Als Suchkriterien für die Voruntersuchung wurde die Kombination folgender IKPM-Schlüssel (amtlicher Operationsschlüssel: Internationale Klassifizierung der Prozeduren in der Medizin) verwendet: 5-200.1 (beidseitige Parazentese), 1-239.0, 1-236.2, 1-239.2. Es wurden die Kinder betrachtet, die zur Zeit der Voruntersuchung maximal 6,9 Jahre alt waren und die zwischen 1997 und 1999 voruntersucht wurden (n = 52).

– Als Suchkriterium für die Operation diente das Sonderentgelt für Cochlea-Implantation. Es wurden alle Kinder betrachtet (n = 201), die zur Zeit der Operation zwischen 0 und 6,9 Jahren alt waren und die zwischen Januar 1997 und Juni 2000 implantiert wurden.

2.2.3 Art der Elternbefragung

Neben den Datenbankauswertungen wurde eine Befragung der Eltern durchgeführt. Es wurde im Rahmen dieser Studie ein Fragebogen für die Gruppen 1 bis 3 und ein Fragebogen für Gruppe 4 mit jeweils 37 Fragen entwickelt (vgl. Abschnitte 6.2.1 und 6.2.2 im Anhang). Die Fragen betrafen folgende Bereiche:

- Hörgeräte- und CI-Versorgung (inkl. Ersatzteile, Zusatzgeräte), zusätzliche Therapien
- Kosten im Rahmen der CI-Voruntersuchung, -OP, -Rehabilitation und -Nachuntersuchung, Kostenträger
- Art des Kindergartens und der Schule, Frühförderung, Internat

Die Fragebogen enthielten geschlossene Fragen zum Ankreuzen sowie drei offene Fragen. Diese gaben den Eltern Raum zu Angaben über Bereiche, die in den geschlossenen Fragen nicht abgedeckt wurden und die im Zusammenhang mit der Hörschädigung des Kindes standen.

Die Fragebogen wurden mit Anschreiben und frankiertem Rückumschlag verschickt. Die Rücklaufquote betrug insgesamt 41 Prozent. In Tabelle 2.1. sind die Größen der Gruppen 1 bis 4 (vgl. Abschnitt 2.1) zu sehen, die sich aus der Anzahl der beantworteten Fragebogen ergeben haben.

Tabelle 2.1. Anzahl Fragebogen

Gruppe	Anzahl verschickter Fragebogen	Anzahl beantworteter Fragebogen	Rücklaufquote
1	42	34	81 %
2	151	43	28 %
3	129	48	37 %
4	67	33	49 %
Gesamt	389	158	41 %

2.2.4 Art und Durchführung weiterer Analysen

Zur Ermittlung der laufenden Kosten (Ersatzteile, Reparaturen etc.) für Hörgeräte und Cochlea-Implantate sowie der Kosten für Zusatzgeräte wurden Kundenprofile von Akustikern analysiert. Bei der Firma Bruckhoff (Hannover) wurden jeweils 20 Kinder mit Hörgerät und 20 Kinder mit Cochlea-Implantat detailliert betrachtet. Die Firma KIND (Großburgwedel) stellte Informationen über Durchschnittskosten pro Jahr für CI- und HG-Reparaturen zur Verfügung.

Informationen über Anfangsdiagnose der Hörschädigung bei Kindern sowie Häufigkeit und Umfang von Kontrolluntersuchungen stammen aus einzelnen Patientenanalysen eines niedergelassenen HNO-Arztes. Da diese Kosten insgesamt sehr gering sind (vgl. Abschnitt 3.1.1), wurden keine tiefergehenden Analysen durchgeführt.

Der Ermittlung der Kosten für Frühförderung, Kindergarten, Schule und Internat für Hörgeschädigte wurden die Kostenstrukturen der vier Landesbildungszentren für Hörgeschädigte (LBZH) in Niedersachsen zugrunde gelegt. Diese Angaben stammen vom Niedersächsischen Landesamt für Zentrale Soziale Aufgaben (NLZSA), dem Träger der LBZH. Eine Plausibilitätsprüfung erfolgte unter Zuhilfenahme von Einzelinformationen über weitere Einrichtungen für Hörgeschädigte in Niedersachsen (Meppen, Osnabrück) und in Bayern (Nürnberg, Straubing, Würzburg), die von den jeweiligen Schulleitungen zur Verfügung gestellt wurden. Die Kosten für Regelbeschulung wurden einer Analyse schul- und bildungsfinanzstatistischer Kennziffern des Instituts der deutschen Wirtschaft Köln (Klein, 1999) entnommen.

Tabelle 2.2. Dimensionen und Ausprägungen für Modellrechnungen

Dimension	Basismodell	Erweiterung/Veränderung
Betrachtungshorizont	Individuum	Kollektiv: Deutschland
Betrachtungszeitraum	Bis 16. Lebensjahr	Lebenslang
OP-Alter	Bisherige Verteilung	Annahme: frühere Implantation
Budgetierung CI-Anzahl	Bisherige Anzahl	Annahme: Erhöhung der CI-Anzahl

2.2.5 Weiterführende Modellrechnungen

Die bisher geschilderte Kosten-Nutzen-Analyse auf individueller Ebene wird entlang von vier Dimensionen verändert (Tabelle 2.2.), so dass die Betrachtung von Kollektiven sowie die lebenslängliche Abschätzung der Kosten möglich wird.

Es wird eine Erweiterung des Betrachtungshorizonts auf das gesamte Patientenkollektiv in Deutschland und auf einen lebenslänglichen Betrachtungszeitraum dargestellt. Durch das Modell der lebenslänglichen Betrachtung soll der Zusammenhang zwischen Grad der Hörschädigung und Beteiligung am Erwerbsleben hergestellt werden. Darin können Faktoren wie Einkommenshöhe, Arbeitslosigkeit und Berentung in Abhängigkeit vom Grad der Schwerhörigkeit dargestellt und analysiert werden. Die Basis bildet der Unterschied im Grad der Hörschädigung zwischen Patienten mit Cochlea-Implantat und solchen mit Hörgeräten. Ziel der Untersuchung sind erneut die Konsequenzen, die sich für die Kostenträger ergeben. Die Unterschiede in den Ein- und Auszahlungen in Kranken-, Pflege- sowie Rentenversicherung und in Lohn- und Einkommensteuerzahlungen können den Zahlungsströmen gegenübergestellt werden, die für die einzelnen Kostenträger bereits im ersten Teil dieser Studie betrachtet wurden, den Kosten bis zum vollendeten 16. Lebensjahr.

Zusätzlich werden Annahmen über die Veränderung des Operationsalters (frühere Implantation) und der budgetierten Anzahl der Cochlea-Implantationen (Vergrößerung der Anzahl) getroffen. Es ergeben sich die in Abb. 2.4. dargestellten drei Varianten mit je drei Submodellen (gilt nicht für Variante 2). Wie auch beim Basismodell wird für alle Varianten untersucht, welche Auswirkungen sich für die Kostenträger ergeben.

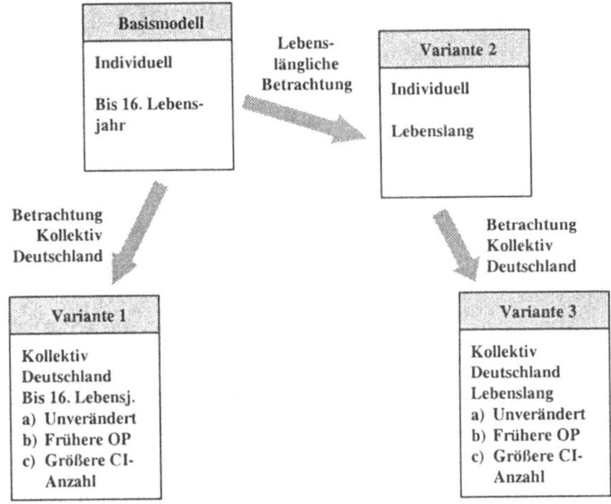

Abb. 2.4. Drei Varianten des Basismodells mit Subvarianten

2.2.6 Annahmen und Vereinfachungen

Die Vielzahl denkbarer Kostenträger wird in dieser Analyse auf die Betrachtung der zwei wesentlichen reduziert: Krankenkassen und öffentliche Hand. Diese Vereinfachung geschieht vor folgendem Hintergrund: Direkte (medizinische) und indirekte Kosten werden von Krankenkassen, Krankenversicherungen, Sozialamt und Eltern getragen. Die drei erstgenannten Kostenträger werden unter dem Begriff Krankenkasse zusammengefasst, da es keine wesentliche Differenzierung hinsichtlich der Höhe und Struktur der Kosten gibt. Weiterhin hat die Analyse gezeigt, dass die indirekten Kosten nur sehr selten von den Eltern getragen werden bzw. sehr gering ausfallen (vgl. Abschnitt 6.1), so dass die Eltern als Kostenträger im Folgenden nicht Teil der Gesamtanalyse sind.

Die Übernahme der Kosten für Frühförderung, Kindergarten, Schule, Internat und Transport zum Kindergarten bzw. zur Schule fällt in die Verantwortung verschiedener öffentlicher Träger (Tabelle 2.3.).

Tabelle 2.3. Verantwortung öffentlicher Träger für pädagogische Versorgung

Leistung	Kostenträger
Frühförderung	Örtlicher Sozialhilfeträger/Kommune
Kindergarten	Überörtlicher Sozialhilfeträger/Landkreis
Schule	Schulträger/Land
Internat	Örtlicher Sozialhilfeträger/Kommune, Arbeitsverwaltung
Täglicher Transport zu Kindergarten/Schule	Örtlicher Sozialhilfeträger/Kommune
Wöchentlicher Transport zum Internat	Überörtlicher Sozialhilfeträger/Landkreis

Vor dem Hintergrund der in dieser Studie gewählten Perspektive führt eine Differenzierung dieser Kostenträger in der Gesamtanalyse nicht zu zusätzlichem Informationsgewinn, so dass all diese Träger unter dem Begriff öffentliche Hand subsummiert werden.

Diese Vereinfachungen erlauben es, dass alle Kosten im Zusammenhang mit der medizinischen Versorgung und den indirekten Kosten der Krankenkasse und alle Kosten im Zusammenhang mit der pädagogischen Versorgung der öffentlichen Hand zugeordnet werden. Auf eine Ausnahme im Bereich der Sonderkindergärten wird in Abschnitt 3.2.4 eingegangen.

2.3 Statistische Methoden

Sowohl die Datenbanken als auch die Antworten der Fragebogen wurden anhand von Mittelwertbildung (arithmetischer Mittelwert) und Standardabweichung ausgewertet. Mit Hilfe des Wilcoxon- und Mann-Whitney-U-Test wurden die Signifikanzen der Ergebnisgrößen überprüft. Dabei wurden die üblichen Grenzen des Signifikanzniveaus p verwandt, wie sie in Tabelle 2.4. dargestellt sind.

Für die Auswertungen wurden die Programme Access 2.0, Excel 97 und SPSS 9.0 für Windows verwandt.

Tabelle 2.4. Signifikanzniveau, Bedeutung und Symbolisierung

Signifikanzniveau p	Bedeutung	Symbolisierung
$p > 0,05$	Nicht signifikant	ns
$0,05 \geq p > 0,01$	Signifikant	*
$0,01 \geq p > 0,001$	Sehr signifikant	**
$p \leq 0,001$	Höchst signifikant	***

3 Ergebnisse

Im Folgenden sind die Ergebnisse der Analysen in der Struktur aller Leistungen für hörgeschädigte Kinder (bis zum vollendeten 16. Lebensjahr) dargestellt, wie sie in Abb. 2.1. zu sehen ist. Dabei erfolgt eine differenzierte Betrachtung entlang der vier Gruppen, sofern dies erforderlich ist. Im Anschluss an diese Untersuchung auf der Ebene eines Patienten werden verschiedene Szenarien auf ebendieser individuellen Ebene betrachtet. Darauf folgt die Einnahme der übergeordneten Sichtweise, durch welche die Auswirkungen der Analyseergebnisse auf deutschlandweiter Basis abgebildet werden und welche die Abschätzung von Kosten und Nutzen für Kostenträger bis zum 70. Lebensjahr von Patienten einbezieht.

3.1 Ergebnisse der Analysen zur medizinischen Versorgung für Kinder

In diesem Abschnitt werden die einzelnen Leistungen der medizinischen Versorgung für Kinder aufgezeigt und monetär bewertet. Abschließend werden die Kosten für diese Leistungen für die vier Gruppen miteinander verglichen.

3.1.1 Hörgeräteversorgung und Zusatzgeräte

Zu Beginn der Gesamtbetrachtung steht die *Diagnose der Hörschädigung* für alle vier Gruppen. Die monetäre Bewertung der Anfangsdiagnose lässt sich aus den vom HNO-Arzt durchgeführten Einzeluntersuchungen (charakterisiert durch EBM-Ziffern: einheitlicher Bewertungsmaßstab), den abgerechneten Punkten und dem Punktwert 1999 herleiten. Diese Informationen sind in Tabelle 3.1. dargestellt.

Tabelle 3.1. Einzeluntersuchungen zur Anfangsdiagnose einer Hörschädigung bei Kindern

Untersuchungen	EBM	Punkte
ERA (Electric Response Audiometry)	805	560
Audiometrie	1591	200
Audiometrie für Kinder	1593	100
Tympanometrie	1597	210
Otoakustische Emissionen	1599	350
Summe der Punkte		1.420

Tabelle 3.2. Einzeluntersuchungen zur HNO-Kontrolle bei hörgeschädigten Kindern

Untersuchungen	EBM	Punkte
Audiometrie	1591	200
Audiometrie für Kinder	1593	100
Ton-/Sprachaudiometrie	1602	350
Untersuchung des Sprechens/der Sprache	1620	320
Summe der Punkte		970

Die Multiplikation der 1.420 Punkte mit dem Punktwert von DM 0,07975 (Angabe KV: Mittelwert aus allen vier Quartalen 1999 und Primär- und Ersatzkassen) ergibt für die Anfangsdiagnose Kosten von DM 113,25. Für alle vier Gruppen werden DM 110 (nach Rundung) im ersten Lebensjahr als Kosten für die Diagnose der Hörschädigung einbezogen.

Nach der Diagnose erfolgen regelmäßige *Kontrolluntersuchungen* beim HNO-Arzt. Auch hier lässt sich die monetäre Bewertung anhand der Punktwerte für Einzeluntersuchungen durchführen, die in Tabelle 3.2. aufgezeigt sind.

Es ergeben sich Kosten von DM 77,36 pro Kontrolluntersuchung aus der Multiplikation der 970 Punkte mit dem Punktwert. Für alle vier Gruppen wird von vier Kontrolluntersuchungen pro Jahr ausgegangen, so dass ab dem zweiten Lebensjahr DM 320 (nach Rundung) pro Jahr in die Analyse einbezogen werden. Im ersten Lebensjahr wird von zwei Kontrolluntersuchungen zusätzlich zur Anfangsdiagnose ausgegangen.

Neben den Kosten für ärztliche Untersuchungen entstehen Kosten für die tatsächliche *Hörgeräteversorgung*. Für Kinder werden pauschal DM 3.300 für die beidohrige Hörgeräteversorgung von den Krankenkassen erstattet. Die Art der Versorgung ist für die befragten Kinder in Abb. 3.1. dargestellt.

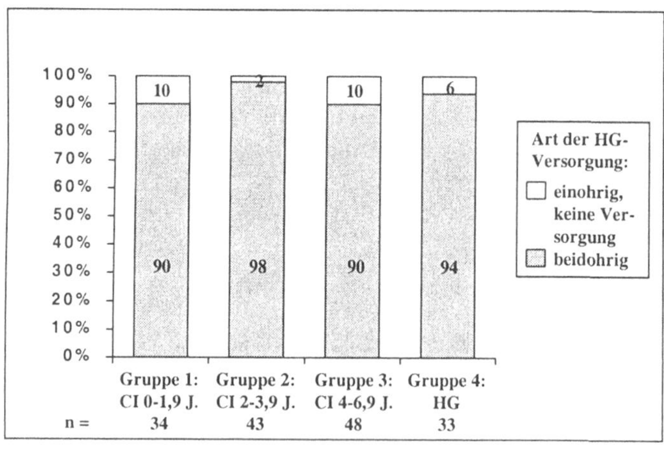

Abb. 3.1. Art der Hörgeräteversorgung

Tabelle 3.3. Laufende Kosten für Hörgeräte (Standardabweichungen)

Kosten in DM	Bruckhoff	KIND	Kranken-kasse	Frage-bogen	Verwendung für Analyse
Reparatur	160 (120)	k. A.	k. A.	k. A.	160
Otoplastik	370 (170)	k. A.	k. A.	560	460
Schläuche	110 (170)	Ca. 230	Ca. 230	k. A.	230
Batterien	180 (110)	k. A.	Ca. 300	k. A.	300
Gesamt	820 (330)	Ca. 1.000	k. A.	k. A.	1.150

Fast alle Kinder waren beidohrig versorgt. Nur sehr wenige Kinder waren zunächst einohrig, dann beidohrig versorgt (Gruppe 1: 0 %, Gruppe 2: 0 %, Gruppe 3: 2 %, Gruppe 4: 12 %). Nur drei Kinder aus Gruppe 1 (9 %) nutzten kein Hörgerät vor der Implantation. Daher wird eine beidohrige Hörgeräteversorgung für alle vier Gruppen im 1. Lebensjahr in die Analyse einbezogen.

Zur Ermittlung der *laufenden Kosten für Hörgeräte*, die für Kinder bis zum vollendeten 18. Lebensjahr komplett von der Krankenkasse getragen werden, wurden vier Quellen genutzt: Analysen der Akustiker Bruckhoff und KIND, Angaben der Krankenkassen und Antworten aus den Fragebogen.

Für 20 Kunden des Akustikers Bruckhoff wurden die tatsächlichen Kosten für Reparaturen, Otoplastiken, Schläuche und Batterien analysiert. Die Mittelwerte und Standardabweichungen der Kosten sind in Spalte 2 der Tabelle 3.3. zu sehen. Dabei werden die Gesamtkosten tendenziell unterschätzt, da z.B. Batterien auch bei anderen Akustikern gekauft werden und somit nicht die vollständigen Kosten abgebildet sind.

Die Firma KIND (Spalte 3 der Tabelle 3.3.) schätzte die Kosten für Schläuche mit Hilfe der Annahme ab, dass vier Schlauchwechsel pro Jahr notwendig sind, ein Schlauch DM 28,55 kostet und von einer beidseitigen Versorgung ausgegangen wird. Es ergeben sich DM 230. Die Gesamtkosten wurden grob überschlagen anhand von Erfahrungswerten.

Auch die Krankenkassen (Spalte 4 der Tabelle 3.3.) setzen die Kosten für Schläuche mit DM 230 pro Jahr an. Die Kostenangabe für Batterien leitet sich aus der Annahme ab, dass eine Batterie pro Hörgerät und Woche verbraucht wird. Bei beidseitiger Versorgung, Kosten von DM 2,80 pro Batterie und 52 Wochen im Jahr sind das DM 300.

Die Höhe der Kosten für Otoplastiken aus den Fragebogen (Spalte 5 der Tabelle 3.3.) resultiert aus der Angabe von durchschnittlich 1,47 neuen Otoplastiken pro Jahr. Es ergeben sich bei einer Pauschale von DM 379,50 für beidseitig neue Otoplastiken Kosten in Höhe von DM 560 pro Jahr.

In Tabelle 3.3. sind alle diese Kosten pro Jahr in DM zu sehen. Der Eintrag „k. A." zeigt, dass für einzelne Größen keine Angaben gemacht wurden bzw. ermittelt werden konnten. In der letzten Spalte sind die Kosten zu sehen, die in dieser Arbeit für die Analyse genutzt werden. Als Kosten für Reparaturen wurde die Angabe von Bruckhoff übernommen. Für Otoplastiken wurde der Mittelwert der Angaben von Bruckhoff und aus dem Fragebogen gewählt. Die Höhe der Kosten für Schläuche und Batterien entspricht den Angaben der Krankenkasse. Die Gesamtkosten von DM 1.150 pro Jahr werden in der Szenarienrechnung auf DM 1.000 variiert.

Die Krankenkasse gibt die *Nutzungsdauer von Hörgeräten* für Kinder mit maximal fünf Jahren an. Sie hängt von der Reparaturhäufigkeit und den Reparaturkosten des Gerätes des einzelnen Kindes ab. Die Analyse der Kunden von Bruckhoff ergibt eine durchschnittliche Nutzungsdauer von 4,3 Jahren, die Auswertung der Fragebogen dagegen nur 3,8 Jahre. In dieser Studie wird von einer Neuversorgung nach fünf Jahren (konservativ) ausgegangen. Die Auswirkungen der Reduktion auf vier Jahre werden in Abschnitt 4.1 erläutert.

Weiterhin übernehmen die Krankenkassen Kosten für *Zusatzgeräte* wie FM- bzw. Mikroportanlage, Lichtsignalanlage (für Haustürklingel und Telefon) und Licht- bzw. Vibrationswecker. Die Auswertung der Fragebogen hat ergeben, dass zwei Drittel aller Kinder eine FM-/Mikroportanlage besitzen, dagegen nur wenige eine Lichtsignalanlage und einen Licht-/Vibrationswecker (Abb. 3.2.). Daher werden für alle vier Gruppen im 5. Lebensjahr die Kosten für eine FM- bzw. Mikroportanlage in Höhe von DM 4.100 in die Analyse einbezogen. Kosten für Lichtsignalanlage und Licht- bzw. Vibrationswecker werden nicht berücksichtigt.

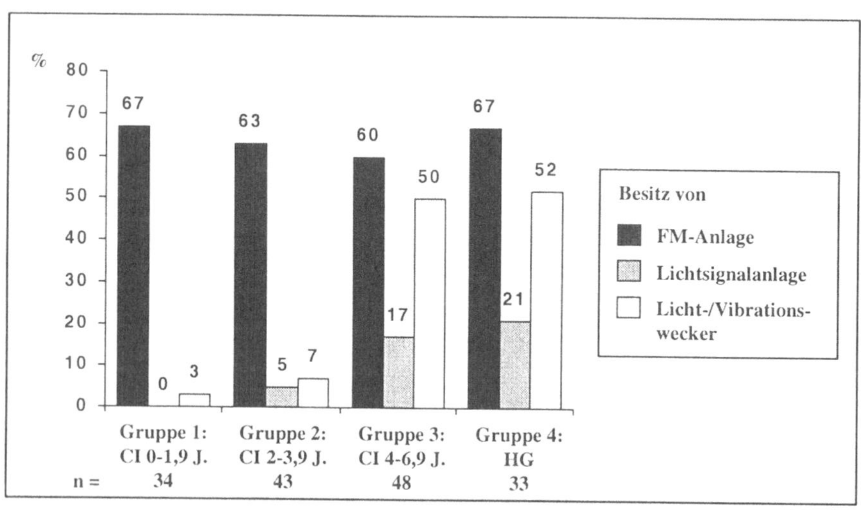

Abb. 3.2. Anteil Kinder mit FM-, Lichtsignalanlage und Lichtwecker

3.1.2 Logopädische Therapie

Die Fragebogen wurden für alle vier Gruppen hinsichtlich des Alters zu Beginn der logopädischen Therapie und der Intensität der Therapie ausgewertet, also der durchschnittlichen Anzahl von Monaten pro Jahr mit Therapie. Hinsichtlich der Intensität der Therapie wird vereinfachend davon ausgegangen, dass bis zum vollendeten 16. Lebensjahr durchgängig die gleiche Menge an Therapiestunden pro Jahr genutzt wird. Die Ergebnisse sind in Abb. 3.3. dargestellt.

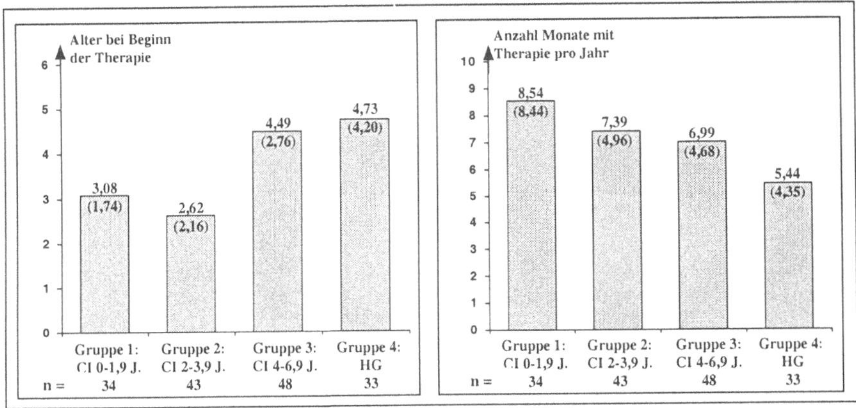

Abb. 3.3. Nutzung logopädischer Therapie, Mittelwerte (Standardabweichung)

Kinder der Gruppen 1 und 2 beginnen eher mit der Therapie als die aus Gruppen 3 und 4. Diese Unterschiede sind jedoch im Vergleich zu Gruppe 4 nicht statistisch signifikant. Es zeigt sich eine abnehmende Intensität der Therapie für die Gruppen 1 bis 4. Auch diese Differenzen haben keine statistische Signifikanz.

Die Kosten für logopädische Therapie wurden in allen Fällen von der Krankenkasse übernommen. Sie ergeben sich aus der Annahme, dass während 40 Wochen im Jahr eine Therapiestunde à 45 Minuten in Anspruch genommen wird, die gegenüber Primärkassen 1999 mit DM 59,81 (Angabe KV) abgerechnet wurde. Es ergeben sich nach Rundung DM 2.400 pro Jahr, falls 12 Monate lang die Therapie in Anspruch genommen wird. Diese Kosten werden für alle vier Gruppen mit der dargestellten Intensität der Therapie gewichtet. In der Szenarienbetrachtung wird zusätzlich eine nicht ganz so regelmäßige Inanspruchnahme der Therapie einbezogen, indem pro Jahr von DM 1.800 ausgegangen wird.

3.1.3 Cochlea-Implantat-Versorgung

Im Rahmen der CI-Versorgung entstehen Kosten für die Voruntersuchung und die Implantation.

Für die *Voruntersuchung* wird die Anzahl der stationären Pflegetage den Krankenkassen mit dem vollen Pflegesatz von DM 655,91 (Angabe Abteilung Finanzangelegenheiten (MHH): Basispflegesatz + Abteilungspflegesatz) in Rechnung gestellt. Die tatsächliche Länge des stationären Aufenthaltes von 52 Patienten (vgl. Abschnitt 2.2.2) ist Abb. 3.4. zu entnehmen. Für 75 Prozent aller Kinder werden zwei Pflegetage abgerechnet. Der Mittelwert beträgt 2,31 Tage (Standardabweichung 1,04 Tage). Da keine Korrelation zwischen dem Alter des Kindes bei der Voruntersuchung und der Dauer der Voruntersuchung festgestellt werden konnte, wird der Mittelwert von 2,31 Tagen für alle vier Gruppen als Dauer für die CI-Voruntersuchung in die weitere Betrachtung einbezogen.

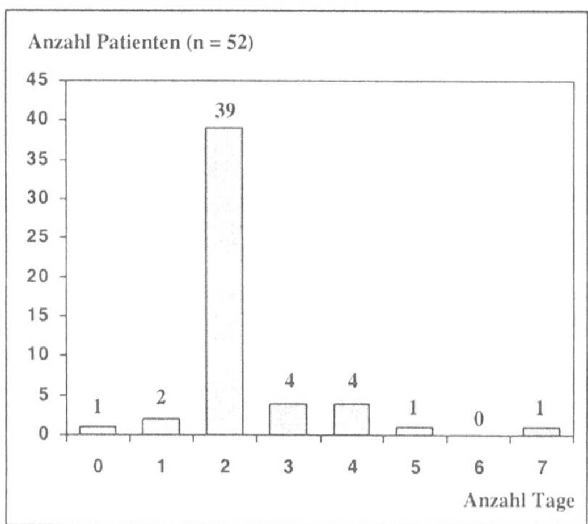

Abb. 3.4. Dauer des stationären Aufenthalts zur CI-Voruntersuchung

Die Analyse der Fragebogen hinsichtlich der Angaben zu indirekten Kosten (Fahrkosten, Hotelkosten, Kosten für Haushaltshilfe, Verdienstausfall) hat Folgendes ergeben: Fahrkosten betragen durchschnittlich DM 200 und wurden bei 54 Prozent der Eltern von der Krankenkasse getragen; allerdings haben viele Eltern nicht versucht, sich diese Kosten erstatten zu lassen. Diese Fahrkosten werden bei stationären Aufenthalten von der Krankenkasse übernommen und werden daher für die Voruntersuchung, die Implantation und die Rehabilitation in die Analyse einbezogen. Kosten für Hotel, Haushaltshilfe und Verdienstausfall betragen durchschnittlich DM 20, DM 30 bzw. DM 80. Aufgrund der geringen Höhe werden sie nicht in die weitere Analyse einbezogen. Details zu diesen indirekten Kosten sind im Anhang (Abschnitt 6.1) dargestellt.

Die Kosten für die *Implantation* ergeben sich aus der Summe von Sonderentgelt für die Cochlea-Implantation (DM 46.800, Angabe Abteilung Finanzangelegenheiten (MHH)) und der Anzahl der stationären Tage zu vermindertem Pflegesatz von DM 564,23 (Angabe Abteilung Finanzangelegenheiten (MHH): Basispflegesatz + verminderter Abteilungspflegesatz). Für 201 Patienten (vgl. Abschnitt 2.2.2) ist die Anzahl der für die Implantation abgerechneten Tage in Abb. 3.5. zu sehen.

Für ein Drittel aller betrachteten Kinder werden 11 Pflegetage abgerechnet. Der Mittelwert beträgt 8,95 Tage (Standardabweichung 2,15 Tage) und wird im Folgenden für die Gruppen 1 bis 3 verwandt.

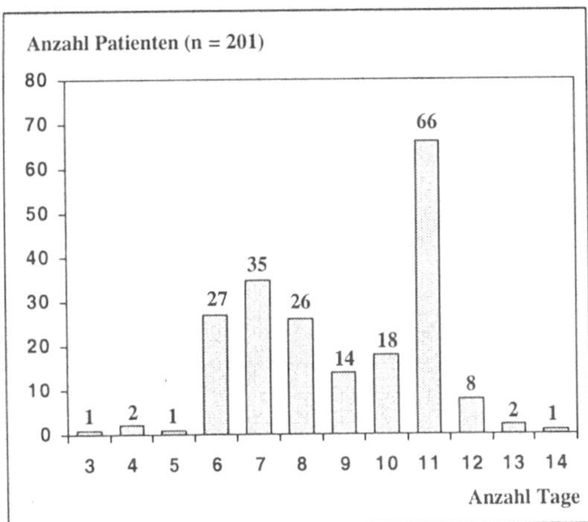

Abb. 3.5. Dauer des stationären Aufenthaltes für die CI-Operation

3.1.4 Rehabilitation

Die Kosten für Rehabilitation ergeben sich aus der Bewertung der Länge des Aufenthaltes am Rehabilitationszentrum mit dem Pflegesatz von DM 435,90 (Angabe CIC). Die Analyse der Anzahl der Tage am Rehabilitationszentrum (CIC) ergab das in Abb. 3.6. dargestellte Ergebnis.

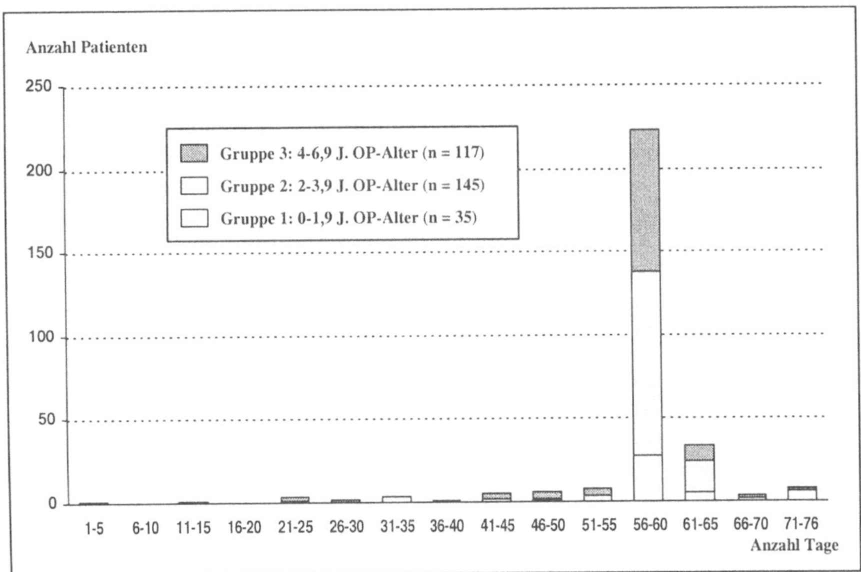

Abb. 3.6. Länge der Rehabilitation am CIC

Dabei sind ältere Kinder (Gruppe 3) durchschnittlich etwas kürzer bei der Rehabilitation als jüngere Kinder (Gruppen 1 und 2). Für die weitere Analyse werden die Mittelwerte 58,71 Tage für Gruppe 1 (Standardabweichung 13,01 Tage), 59,31 Tage für Gruppe 2 (Standardabweichung 11,67 Tage) und 56,44 Tage für Gruppe 3 (Standardabweichung 16,99 Tage) verwandt. Es wird jeweils die Hälfte der Tage im Jahr der Implantation, die andere Hälfte im Folgejahr einbezogen. Zusätzlich wird von Fahrkosten in Höhe von DM 200 pro Woche am Rehabilitationszentrum ausgegangen.

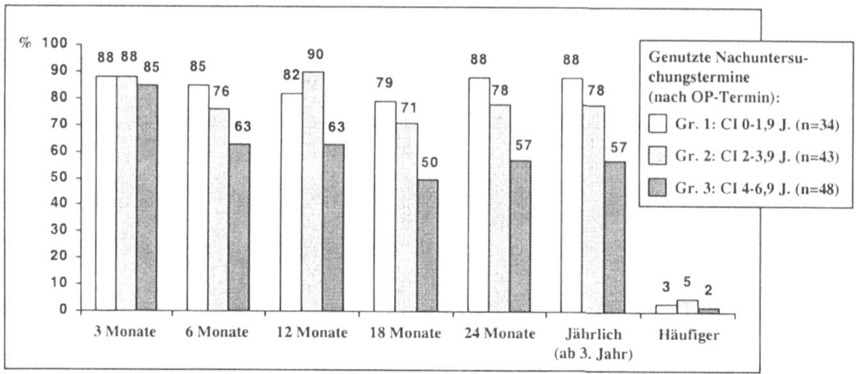

Abb. 3.7. Nutzung medizinischer Nachuntersuchungen in der HNO-Klinik der MHH

3.1.5 Nachuntersuchungen

Ab dem dritten Jahr nach der Cochlea-Implantation kommen die Kinder für einen Tag pro Jahr zum Rehabilitationszentrum zur pädagogischen Nachuntersuchung. Dieser Tag wird mit dem Pflegesatz von DM 435,90 abgerechnet.

Die medizinischen Nachuntersuchungen an der HNO-Klinik der MHH werden fast durchgängig zu den regulären Terminen wahrgenommen (3 Monate, 6 Monate, 12 Monate, 18 Monate, ab dem 24. Monat jährlich), wie in Abb. 3.7. zu sehen ist.

Die Kosten für medizinische Nachuntersuchungen ergeben sich analog zur HNO-Diagnose und -Kontrolluntersuchung (vgl. Abschnitt 3.1.1) aus den durchzuführenden Untersuchungen und den dazugehörigen Punktbewertungen (Tabelle 3.4.).

Aus der Multiplikation der 1.340 Punkte mit dem Punktwert von DM 0,07975 (Mittelwert aus allen vier Quartalen 1999 und Primär- und Ersatzkassen) ergeben sich Kosten für die Nachuntersuchung in Höhe von DM 106,87. In die Analyse werden alle regulären Nachuntersuchungstermine mit Kosten in Höhe von DM 110 (nach Rundung) für Gruppen 1 bis 3 einbezogen.

Tabelle 3.4. Einzeluntersuchungen zur CI-Nachuntersuchung

Untersuchungen	EBM	Punkte
Ordinationsgebühr: Beratung und Untersuchung	1	420
Intensive ärztliche Beratung	17	300
Audiometrie	1591	200
Audiometrie für Kinder	1593	100
Untersuchung des Sprechens/der Sprache	1620	320
Summe der Punkte		1.340

3.1.6 Komplikationen

Bei den mit Fragebogen angeschriebenen 322 Kindern mit Cochlea-Implantat (Gruppen 1 bis 3) wurden bis heute 20 Reimplantationen (6 Prozent) vorgenommen. Gründe, Häufigkeiten und Kostenträger für die Explantationen sind in Tabelle 3.5. angegeben. Dabei übernimmt der Hersteller die Kosten für das Implantat in Garantiefällen, die Krankenkasse bei medizinischen Revisionen.

Für 6 Prozent der Kinder werden Kosten für Reimplantation in die Analyse einbezogen. Dabei wird davon ausgegangen, dass der Hersteller die Kosten für das Implantat trägt, während die Krankenkasse für die Kosten des stationären Aufenthaltes aufkommt (Anzahl Pflegetage (8,95 Tage) x voller Pflegesatz (DM 655,91) + Fahrkosten (DM 200)). In der Szenarienrechnung wird auch der Fall der medizinischen Revision betrachtet, in dem die Krankenkasse die vollen Kosten in Höhe des Sonderentgeltes und des stationären Aufenthaltes übernimmt (vgl. Abschnitt 3.4).

Tabelle 3.5. Gründe für Explantationen

Gründe für die Explantation	Häufigkeit	Kostenträger
Defekt Antennenbruch	3	Hersteller
Defekt Gehäusebruch	11	Hersteller
Defekt Elektrodenzuleitung	2	Hersteller
Defekt (nicht spezifiziert)	2	Hersteller
Medizinisch	1	Krankenkasse (KK)
Falsche Elektrodenlage	1	Krankenkasse (KK)
Summe	20	Hersteller: 90 %, KK: 10 %

3.1.7 Cochlea-Implantat-Ersatzteile

Die laufenden Kosten pro Jahr für CI-Ersatzteile und Reparaturen ergeben sich aus der Einzelanalyse von 20 Kunden der Firma Bruckhoff (Abb. 3.8.).

Die durchschnittlichen Kosten pro Jahr belaufen sich auf DM 1.082 (Standardabweichung DM 378) und setzen sich aus den Kosten für Headpiece DM 283, Kabel DM 535, Akkus DM 240 und Tasche DM 24 zusammen. Die Krankenkasse übernimmt die gesamten Kosten. In die Analyse werden jährliche Kosten für Kinder von DM 1.100 einbezogen. Zusätzlich werden DM 800 und DM 1.300 im Rahmen der Szenarienrechnungen betrachtet.

Bisher gibt es bei den untersuchten Kindern keine Prozessor-Upgrades, deren Kosten von den Krankenkassen übernommen wurden, so dass diese Kosten nicht in die Analyse aufgenommen werden.

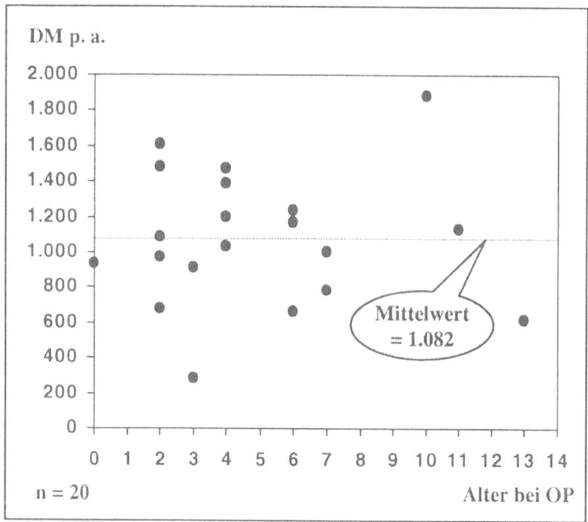

Abb. 3.8. Laufende Kosten für CI-Ersatzteile und Reparaturen

3.1.8 Weitere Kosten

Die Auswertung der Fragebogen hat ergeben, dass es kaum weitere, bisher nicht genannte Kosten zur medizinischen Versorgung gibt. Stellenweise werden Fahrkosten z.B. zur logopädischen Therapie genannt, die von den Eltern übernommen werden. Auch Kosten für Fortbildungsmaßnahmen und Seminare für die Eltern sind aufgeführt, die nicht von der Krankenkasse übernommen werden. Doch ist die Anzahl der Nennungen gering und nicht immer mit Angaben über die Höhe der Kosten versehen, so dass eine tiefergehende Analyse weder möglich noch sinnvoll erscheint.

3.1.9 Zusammenfassung der Ergebnisse zur medizinischen Versorgung

Die Entwicklung der kumulierten, diskontierten Gesamtkosten (Zinssatz 6 Prozent) für die medizinische Versorgung bis zum Ende des 16. Lebensjahres ist für alle vier Gruppen in Abb. 3.9. dargestellt. Die Höhe der Kosten am Ende des

16. Lebensjahres liegt für Gruppe 1 bei TDM 112, für Gruppe 2 bei TDM 102, für Gruppe 3 bei TDM 91 und für Gruppe 4 bei TDM 36.

Wie bereits in Abschnitt 2.2.6 erwähnt, werden diese Kosten komplett von der Krankenkasse getragen. Aus Kassensicht ergeben sich folgende deutliche Unterschiede in den Kosten zwischen Hörgeräte- und CI-Versorgung zu Ungunsten der CI-versorgten Kinder. Die Differenz zwischen den Kosten für die Kinder, die im Alter von 4 bis 6,9 Jahren implantiert wurden (Gruppe 3), und den Kosten der HG-Gruppe 4 beträgt TDM 55 und reicht bis hin zu TDM 76 für jung implantierte Kinder (Gruppe 1 verglichen mit Gruppe 4).

Zusammenfassend heißt dies, dass die Versorgung eines kongenital tauben oder prä- bzw. perilingual ertaubten Kindes mit einem Cochlea-Implantat aus Sicht der Krankenkassen in der Betrachtung bis zum Ende des 16. Lebensjahres 2,5- bis 3,1-mal so hohe Kosten verursacht wie eine Hörgeräteversorgung. Die Hauptblöcke dieser Kosten sind dabei das Sonderentgelt (Implantat und Operation), die Rehabilitation und die Ersatzteile, welche 35 Prozent bzw. 20 Prozent und 10 Prozent der Gesamtkosten für die medizinische Versorgung verursachen.

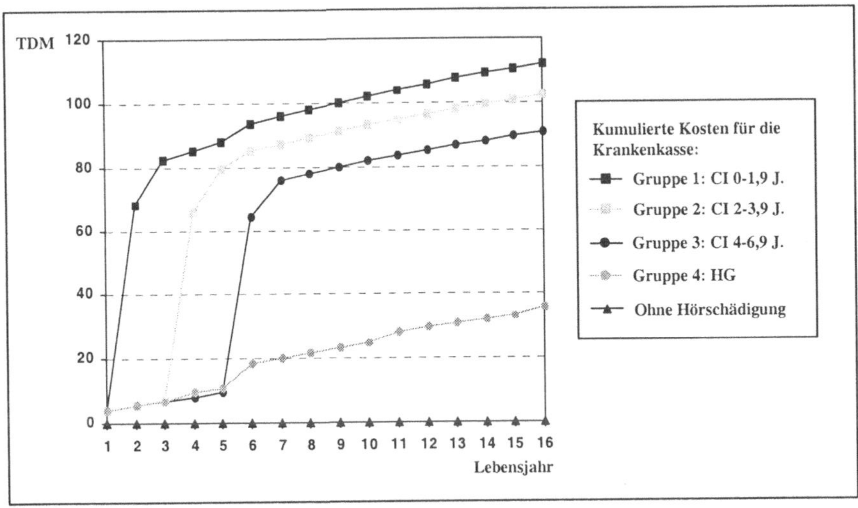

Abb. 3.9. Kumulierte Kosten für die Krankenkasse bis zum vollendeten 16. Lebensjahr

3.2 Ergebnisse der Analysen zur pädagogischen Versorgung für Kinder

In diesem Abschnitt werden die einzelnen Leistungen zur pädagogischen Versorgung der Kinder aufgezeigt und monetär bewertet. Abschließend werden die Kosten für diese Leistungen für die vier Gruppen miteinander verglichen.

3.2.1 Frühförderung

Die Angaben in den Fragebogen wurden hinsichtlich des Alters zu Beginn der Frühförderung sowie der Dauer der Frühförderung für alle vier Gruppen ausgewertet. Das Ergebnis ist in Abb. 3.10. dargestellt.

Das Alter zu Beginn der Frühförderung steigt von Gruppe 1 bis 3 deutlich an, so dass sich im Vergleich zu Gruppe 4 höchst signifikante Unterschiede für die Gruppen 1 und 2 ergeben (p1 = 0,000; p2 = 0,001). Die Dauer der Förderung nimmt von Gruppe 1 zu 3 stark ab. Es zeigen sich höchst signifikante bzw. signifikante Unterschiede im Vergleich zu Gruppe 4 (p1 = 0,000; p2 = 0,033). Für die Gruppen 3 und 4 sind jeweils ähnliche Ausprägungen zu sehen.

Es sind eine positive Korrelation zwischen dem Alter bei der CI-Operation und dem Alter zu Beginn der Frühförderung (r = 0,412) sowie eine negative Korrelation zwischen OP-Alter und Dauer der Frühförderung (r = -0,347) zu sehen, die beide sehr signifikant sind (2-seitige Signifikanz auf dem Niveau von 0,01). Die Mittelwerte für die Dauer der Frühförderung werden in die weitere Analyse einbezogen.

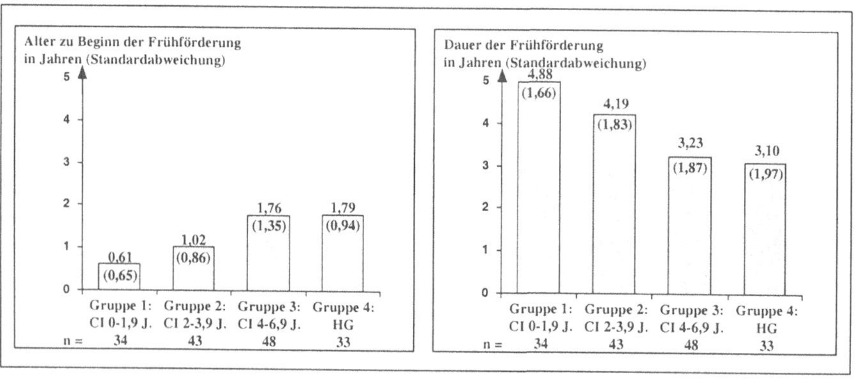

Abb. 3.10. Beginn und Dauer der Frühförderung, Mittelwerte und Standardabweichungen

3.2.2 Kindergarten

Für Kindergarten und Schule wurde folgende Differenzierung vorgenommen, um gleichermaßen die vorhandenen Einrichtungen klassifizieren und die Intensität der pädagogischen Betreuung abbilden zu können:

- Einrichtungen für Gehörlose (Abkürzung: Gehörlos)
- Kombinierte Einrichtungen für Gehörlose und Schwerhörige (Abkürzung: Kombiniert)
- Einrichtungen für Schwerhörige (Abkürzung: Schwerhörig)
- Integrierte Versorgung/Einrichtungen (Abkürzung: Integriert)
- Regeleinrichtungen (Abkürzung: Regel)

Da alle Kinder in teilstationären Kindergärten untergebracht waren, wird von der Betrachtung einer stationären Betreuung im Kindergarten abgesehen.

Die durchschnittliche Nutzung der Kindergärten ist für die Gruppen 1 bis 4 in Abb. 3.11. dargestellt. Für die Gruppen 2 und 3 ist dabei nicht nach prä- und postoperativer Nutzung der Einrichtungsarten unterschieden.

Es wird deutlich, dass Kinder der Gruppe 1 mehr als doppelt so häufig einen Regelkindergarten besuchen wie Kinder der Gruppe 4. Der größte Unterschied zwischen den Gruppen 2 und 4 ist die wesentlich seltenere Betreuung in Gehörloseneinrichtungen. Zwischen den Gruppen 3 und 4 sind nur geringe Differenzen in der Art der Kindergärten zu sehen. Diese Beobachtungen in unterschiedlichen Verteilungen auf die verschiedenen Arten des Kindergartens wurden auf statistische Signifikanz überprüft.

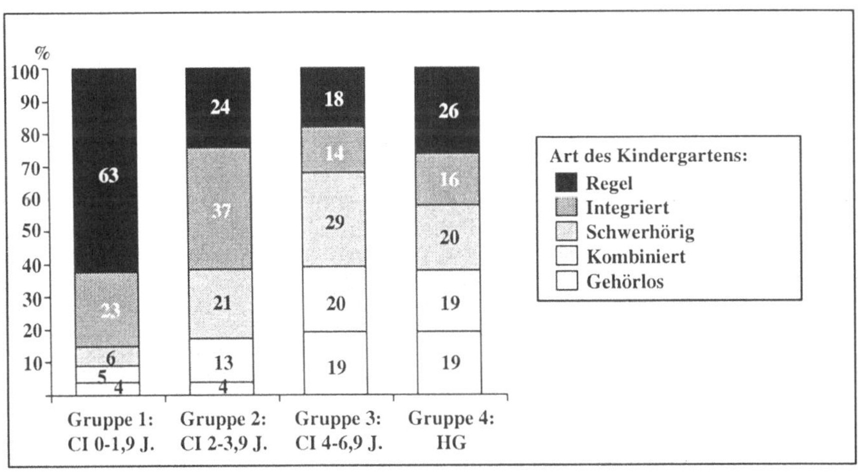

Abb. 3.11. Durchschnittliche Nutzung unterschiedlicher Arten von Kindergärten

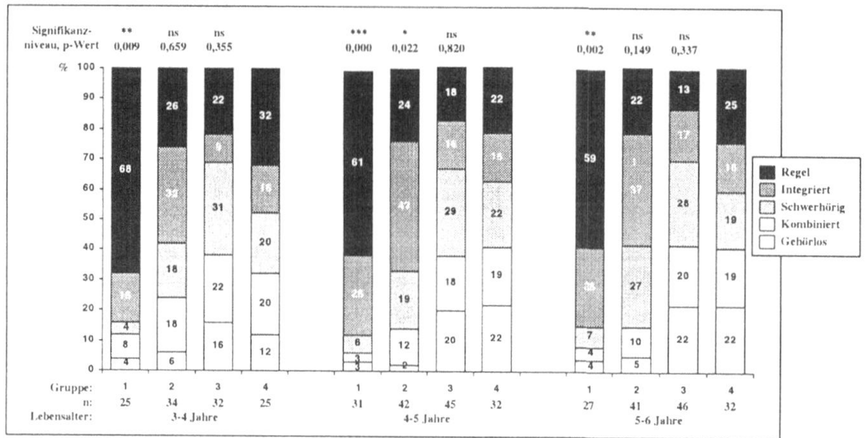

Abb. 3.12. Detaillierte Darstellung der Nutzung unterschiedlicher Arten von Kindergärten

Dabei wurden die Gruppen 1 bis 3 (CI-Kinder) mit Gruppe 4 (HG-Kinder) verglichen. Für Gruppe 1 haben sich sehr signifikante Unterschiede ergeben, für die Gruppen 2 und 3 dagegen nicht signifikante Unterschiede zu Gruppe 4 (Ausnahme: Gruppe 2 im zweiten Jahr, d.h. von 4 bis 5 Jahren). Die Details sind differenziert nach den drei Jahren im Kindergarten im Alter von drei bis sechs Jahren Abb. 3.12. zu entnehmen.

Im Folgenden wird davon ausgegangen, dass alle Kinder im Alter von drei bis sechs Jahren den Kindergarten besuchen. Die Kosten für die verschiedenen Formen des Kindergartens sind in Abschnitt 3.2.4 detailliert aufgeschlüsselt.

Hinsichtlich des Transportes und der Entfernung zum Kindergarten haben die Auswertungen der Fragebogen ergeben, dass Gehörlosen-, kombinierte und Schwerhörigenkindergärten deutlich weiter vom Wohnort des Kindes entfernt sind als integrierte und Regelkindergärten. Außerdem werden die Sonderkindergärten häufiger mit dem Taxi angefahren (Abb. 3.13.).

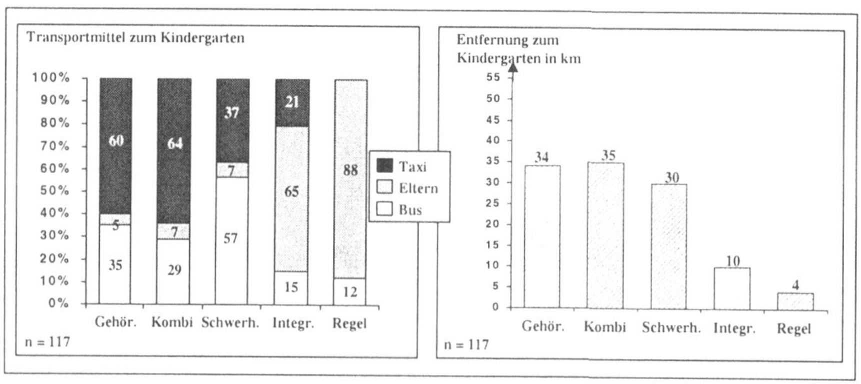

Abb. 3.13. Transportmittel und Entfernung zum Kindergarten

Die Quantifizierung der Transportkosten ist nicht möglich. Es ist jedoch zu vermuten, dass die Transportkosten zu Sonderkindergärten aufgrund der größeren Entfernung und der stärkeren Nutzung des Taxis wesentlich über denen zu integrierten und Regelkindergärten liegen.

3.2.3 Schule und Internat

Auch die Beschulung wurde nach der für Kindergärten erläuterten Differenzierung in fünf Arten unterteilt. Die durchschnittliche Nutzung der Schularten ist in Abb. 3.14. dargestellt.

Ebenso wie beim Kindergarten sind auch hier deutliche Unterschiede zwischen den Gruppen 1 und 4 zu sehen. Früh implantierte Kinder (Gruppe 1) besuchen knapp sechsmal so häufig eine Regelschule wie Kinder mit Hörgeräten (Gruppe 4). Stärker als beim Kindergarten sind die Differenzen zwischen den Gruppen 2 und 4 ausgeprägt, da nun Kinder der Gruppe 2 zweieinhalbmal so häufig in der Regelschule sind. Erneut sind die Unterschiede zwischen den Gruppen 3 und 4 sehr gering.

Auch hier wurden die Unterschiede in der Verteilung auf die verschiedenen Arten der Schule auf Signifikanz überprüft. Dabei wurden erneut die Gruppen 1 bis 3 (CI-Kinder) mit Gruppe 4 (HG-Kinder) verglichen.

Für Gruppe 1 haben sich höchst signifikante Unterschiede für das erste und zweite Schuljahr ergeben (Abb. 3.15.). Zu den Folgejahren sind aufgrund der geringen Gruppengröße keine statistischen Aussagen möglich. Es sei darauf hingewiesen, dass keines der Kinder in einer kombinierten oder Gehörlosenschule ist.

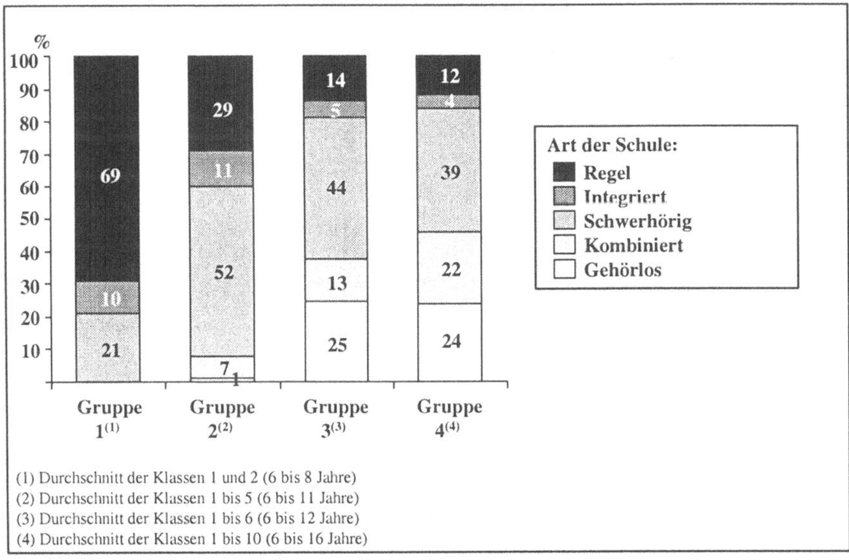

Abb. 3.14. Durchschnittliche Nutzung unterschiedlicher Arten von Schulen

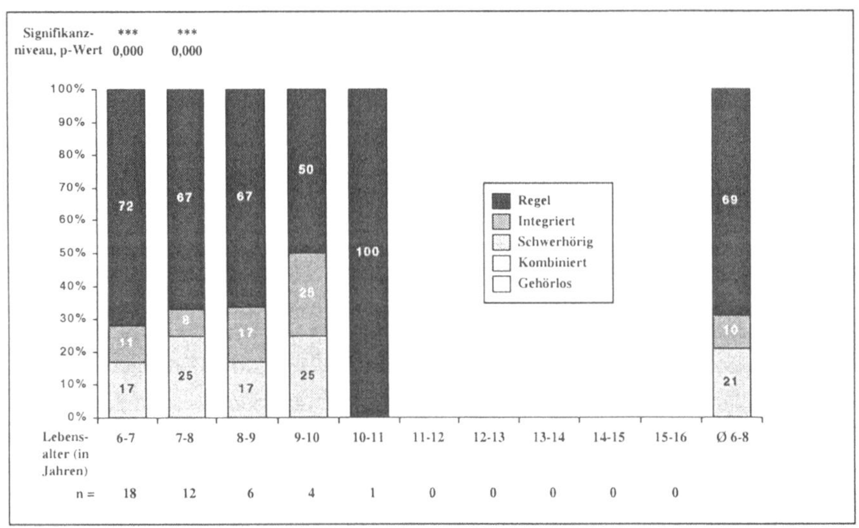

Abb. 3.15. Detaillierte Darstellung der Nutzung unterschiedlicher Arten von Schulen für Gruppe 1

Für Gruppe 2 konnten signifikante und sehr signifikante Unterschiede für das erste bis fünfte Schuljahr festgestellt werden (Abb. 3.16.). Die Hälfte der Kinder ist in Schwerhörigenschulen, ein knappes Drittel besucht die Regelschule.

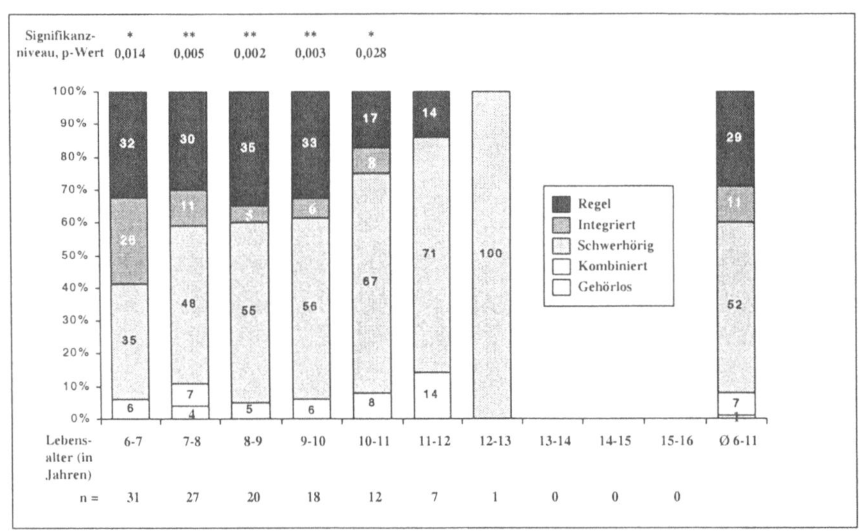

Abb. 3.16. Detaillierte Darstellung der Nutzung unterschiedlicher Arten von Schulen für Gruppe 2

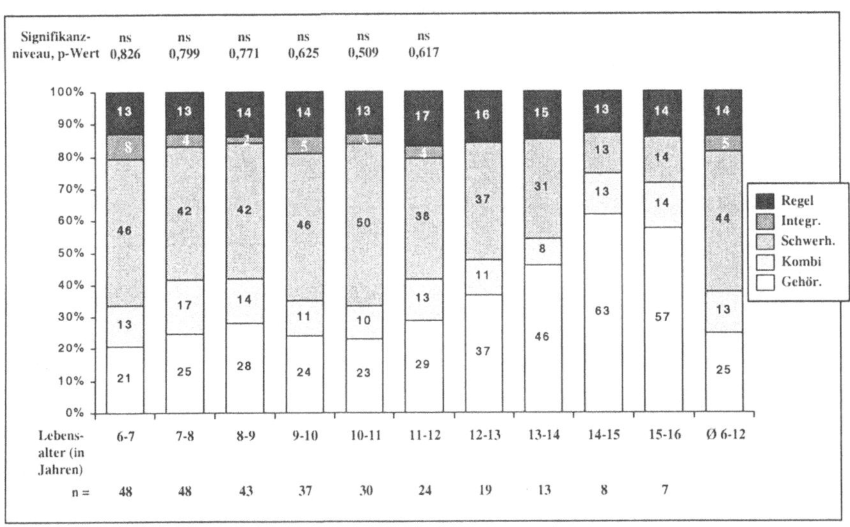

Abb. 3.17. Detaillierte Darstellung der Nutzung unterschiedlicher Arten von Schulen für Gruppe 3

Für Gruppe 3 konnten hingegen erneut keine signifikanten Unterschiede zu Gruppe 4 festgestellt werden (Abb. 3.17.). Alle fünf Schulformen werden genutzt. Den Schwerpunkt bildet wie auch bei Gruppe 2 die Schwerhörigenschule (44 Prozent). Doch ein Viertel aller Kinder aus Gruppe 3 besucht eine Gehörloseneinrichtung.

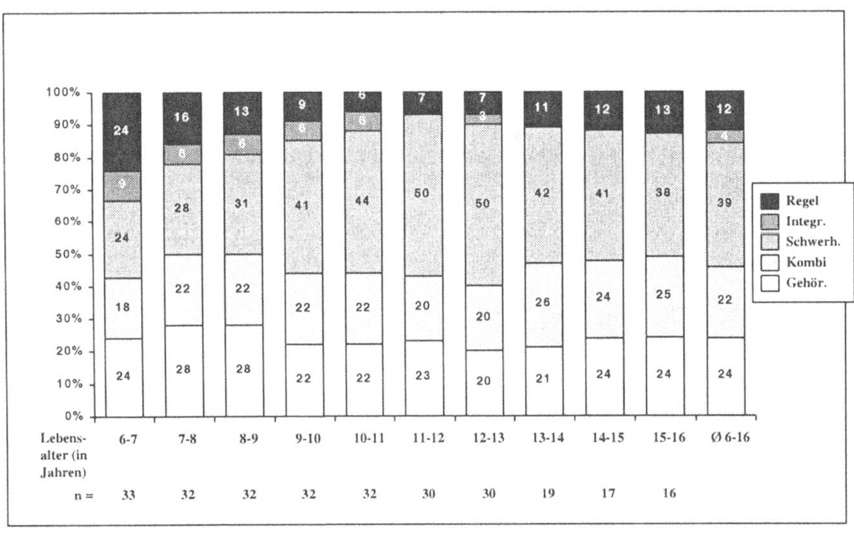

Abb. 3.18. Detaillierte Darstellung der Nutzung unterschiedlicher Arten von Schulen für Gruppe 4

Tabelle 3.6. Häufigkeit und Länge von Internatsaufenthalten

Gruppe	Anteil der Kinder im Internat	Anzahl Jahre im Internat (bezogen auf 10 Schuljahre)
1	0 %	0,00
2	9 %	1,04
3	13 %	0,62
4	36 %	1,42

Die Details zur schulischen Versorgung für Gruppe 4 sind in Abb. 3.18. dargestellt. Jeweils knapp ein Viertel der Kinder wird in Gehörlosen- und kombinierten Einrichtungen unterrichtet. Doch auch hier überwiegt die Schwerhörigenschule mit etwa 40 Prozent. Nur jedes zehnte Kind ist auf einer Regelschule.

Im Folgenden wird vereinfachend davon ausgegangen, dass alle Kinder die ersten zehn Schuljahre zwischen ihrem sechsten und sechzehnten Lebensjahr absolviert haben. Die Kosten für die verschiedenen Schulformen sind detailliert in Abschnitt 3.2.4 aufgeschlüsselt.

Hinsichtlich der Häufigkeit und Länge von Internatsaufenthalten ergibt sich folgendes Bild für die vier Gruppen (Tabelle 3.6.): HG-versorgte Kinder (Gruppe 4) sind deutlich häufiger im Internat als Kinder mit Cochlea-Implantat. Die Angaben zur Länge des Internatsaufenthaltes schwanken. Für die vier Gruppen werden die Mittelwerte der Länge des Internatsaufenthaltes in die Analyse aufgenommen.

Parallel zur Betrachtung für den Kindergarten hat auch die Auswertung hinsichtlich des Transportes und der Entfernung zur Schule ergeben, dass Gehörlosen-, kombinierte und Schwerhörigenschulen deutlich weiter entfernt sind vom Wohnort des Kindes als integrierte und Regelschulen. Außerdem werden die Sonderschulen häufiger mit dem Taxi angefahren (Abb. 3.19.). Erneut ist die Quantifizierung der Transportkosten nicht möglich. Es ist jedoch zu vermuten, dass die Kosten für den Transport zu Sonderschulen aufgrund der größeren Entfernung und der stärkeren Nutzung des Taxis wesentlich über denen zu integrierten und Regelschulen liegen.

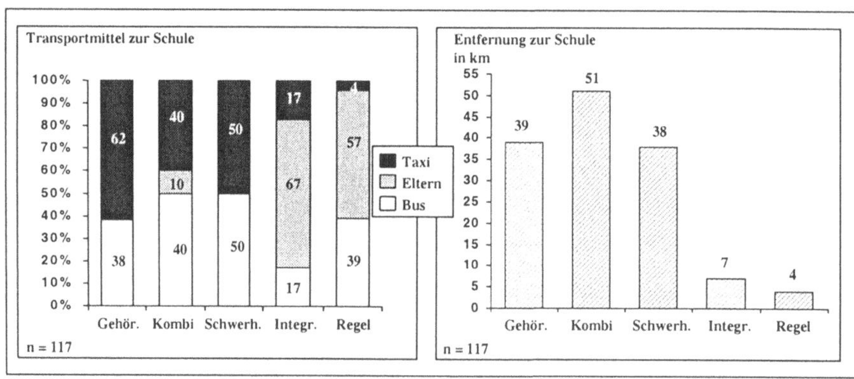

Abb. 3.19. Transportmittel und Entfernung zur Schule

3.2.4 Kosten für Frühförderung, Kindergarten und Schule

Die im Folgenden genutzten Kosten für Kindergarten und Schule basieren auf den
Angaben des Niedersächsischen Landesamtes für Zentrale Soziale Aufgaben
(NLZSA), dem Träger der Landesbildungszentren für Hörgeschädigte (LBZH) in
Niedersachsen. Zusätzliche Informationen konnten dem Bericht des Landesrechnungshofes über die Querschnittsprüfung der LBZH (Landesrechnungshof, 1999)
entnommen und von einzelnen anderen Einrichtungen für Hörgeschädigte gewonnen werden. Diese Daten wurden im Rahmen der Szenarienrechnungen verwandt. Die Höhe der Kosten für Regelbeschulung entstammen einer Analyse des
Instituts der deutschen Wirtschaft Köln (Klein, 1999). Zunächst sollen die Kosten
für *Schule* erklärt werden. Diese umfassen Personal-, Material-, Investitions- und
Instandhaltungs-/Reparaturkosten, bilden also die Gesamtkosten ab.

Pro Schüler und Schuljahr entstanden im Jahr 1998 an den Landesbildungszentren durchschnittliche Kosten von DM 24.261. Diese wurden der kombinierten
Versorgung zugrunde gelegt. Aus den durchschnittlichen Klassenstärken der Ge-
hörlosen- und Schwerhörigenklassen (5,49 Schüler in Gehörlosen-, 8,53 Schüler
in Schwerhörigenklassen) und den Angaben zur Höhe von Personal- und Sachkos-
ten ließen sich die Kosten in Höhe von DM 32.102 bzw. DM 21.539 für Gehörlo-
sen- bzw. Schwerhörigenversorgung ableiten. Die Kosten an der Dr.-Karl-Kroiß-
Schule in Würzburg beliefen sich im Jahr 1999 auf DM 22.851 für kombinierte
Versorgung, bestätigen somit die ungefähre Höhe der Angaben der LBZH und
werden im Szenario 2 aufgegriffen. Die Kosten für Gehörlosen- und Schwerhörigenklassen wurden erneut mit Hilfe der beschriebenen Betreuungsverhältnisse ermittelt. Auch die Angaben des Instituts der deutschen Wirtschaft (Klein, 1999)
stützen die in dieser Studie verwendeten Kosten. Dort wird für alle Sonderschulen
ein Durchschnitt von DM 19.900 (ohne weitere Differenzierung) für das Jahr 1997
genannt. Für Regelbeschulung wird von Kosten in Höhe von DM 8.700 im Bun-
desdurchschnitt ausgegangen, welche für diese Studie übernommen wurden. Für
die integrierte Versorgung wurde vereinfachend davon ausgegangen, dass die
Kosten dem Mittelwert der Kosten für Regel- und Schwerhörigenklassen entsprechen (DM 15.119). In den Szenarienrechnungen wurden die Kosten für die
Gehörlosenschule zwischen DM 35.000 und DM 25.000 variiert, da die oben genannten Informationen keine stärkere Variation plausibel erscheinen ließen. Weiterhin wurden die Kosten für die Regelschule in Höhe von DM 8.700 konstant be-
lassen und nicht variiert. Der Aufwand für integrierte, Schwerhörigen- und kombinierte Versorgung wurde aus den Relationen des Basismodells abgeleitet.

Die Kosten für das *Internat* ergeben sich aus den Pflegesätzen und der Anzahl
der abgerechneten Tage. Die LBZH berechneten für 274 Tage im Jahr 1999 den
durchschnittlichen Pflegesatz in Höhe von DM 159,30. Es ergeben sich
DM 43.648 pro Jahr. Diese Größe wurde für die Analyse verwandt. Von den Internaten in Nürnberg, Würzburg und Straubing wurden DM 63.909, DM 50.232
und DM 33.852 für das Jahr 1999 angegeben. Diese großen Unterschiede wurden
in den Szenarien 1 und 2 aufgenommen. Dort wurden die Kosten mit DM 55.000
und DM 34.000 pro Jahr angesetzt.

Im Folgenden seien die Kosten für die Betreuung im teilstationären *Kindergarten* erklärt. Auch diese ergeben sich aus Pflegesätzen. Für die LBZH wurden 1999 an 274 Tagen DM 155,55 abgerechnet. Das entspricht DM 42.621 im Jahr für kombinierte Betreuung. Um die Angaben für Gehörlosen-, Schwerhörigen-, integrierte und Regelversorgung ableiten zu können, wurden die Betreuungsverhältnisse genutzt, die für die Beschulung ermittelt wurden, so dass sich DM 56.360 für Gehörlosen-, DM 37.850 für Schwerhörigen-, DM 26.561 für integrierte und DM 15.284 für Regelversorgung ergaben. An dieser Stelle sei darauf hingewiesen, dass – im Gegensatz zur Schule – hier auch die Angabe der Kosten für Regelkindergärten abgeleitet wurde. Im Bericht des Landesrechnungshofes (1999) wurden die Kosten für Kindergärten anderer privater Träger in Höhe von DM 48.360 (DM 4.030,26 pro Monat für 12 Monate) genannt. Für die Würzburger Einrichtung wurden die Kosten für kombinierte Betreuung mit DM 13.788 beziffert. Beide Angaben werden in den Szenarienrechnungen aufgegriffen. Dort wird von DM 60.000 bzw. DM 30.000 für Gehörlosenkindergärten ausgegangen. Für den Regelkindergarten werden die Kosten in Szenario 1 kaum variiert, in Szenario 2 auf DM 10.000 reduziert, um den Angaben aus Würzburg gerecht zu werden.

Eine weitere Vereinfachung betrifft die Zuordnung der Kosten zu Kostenträgern. So übernehmen die Krankenkassen 80 Prozent der Kosten für therapeutische Leistungen in Sonderkindergärten. Für die LBZH sind das DM 7.835 pro Jahr, für den Kindergarten in Meppen z.B. DM 5.308. Diese Größen betreffen nur eine Veränderung der Zuordnung zu den Kostenträgern Krankenkasse und öffentliche Hand, nicht aber eine Änderung der Höhe der Gesamtkosten. In dieser Arbeit wurden diese Kosten nicht den Krankenkassen zugerechnet, da vereinfachend davon ausgegangen wurde, dass die öffentliche Hand die gesamten Kosten im Zusammenhang mit der pädagogischen Versorgung trägt, die Frühförderung, Kindergarten und Schule umfasst. So würden in einer differenzierteren Betrachtung z.B. für Gruppe 4 Kosten in Höhe von ca. TDM 12 der Krankenkasse zugeordnet, die aber in der hier geschilderten Untersuchung der öffentlichen Hand zugerechnet wurden. Eine derartige Änderung der Zurechnung führt zu einer Verringerung der Kostendifferenz für die Krankenkasse zwischen CI- und HG-versorgten Kindern. So würde sich die Differenz in den Kosten für die Krankenkasse zwischen den Gruppen 1 und 4 von 68 auf 59 Prozent verkleinern.

Um einen Eindruck über diese Auswirkungen auf die Gesamtkosten zu erhalten, wird diese Veränderung in Abschnitt 3.3 aufgegriffen.

Die monetäre Bewertung der *Frühförderung* erfolgt mit DM 9.350 pro Kind und Jahr. Diese Größe stammt aus der Kostenschätzung des Landesrechnungshofes Niedersachsen für die vier Landesbildungszentren für Hörgeschädigte (Landesrechnungshof, 1999) und wird durch Angaben der Dr.-Karl-Kroiß-Schule in Würzburg bestätigt. Dort betragen die Kosten für Frühförderung DM 9.250 pro Kind und Jahr.

3.2.5 Zusammenfassung der Ergebnisse zur pädagogischen Versorgung

Die Entwicklung der kumulierten, diskontierten Kosten (Zinssatz 6 Prozent) für die pädagogische Versorgung bis zum Ende des 16. Lebensjahres ist für alle vier Gruppen in Abb. 3.20. dargestellt. Zum Vergleich sind auch die Kosten für ein Kind ohne Hörschädigung zu sehen, das drei Jahre einen Regelkindergarten und anschließend zehn Jahre lang eine Regelschule besucht. Die Höhe der Kosten am Ende des 16. Lebensjahres liegt für Gruppe 1 bei TDM 159, für Gruppe 2 bei TDM 231, für Gruppe 3 bei TDM 257, für Gruppe 4 bei TDM 277 und für ein Kind ohne Hörschädigung bei TDM 84.

Wie bereits in Abschnitt 2.2.6 erwähnt, sind diese Kosten komplett der öffentlichen Hand zuzuordnen (mit Ausnahme eines Teils der Kosten für Sonderkindergärten). Aus der Sicht der öffentlichen Hand ergeben sich Differenzen in den Kosten zwischen CI- und Hörgeräteversorgung von TDM 20 bis TDM 118 zu Ungunsten der Kinder mit Hörgeräten.

Zusammenfassend heißt dies, dass Kinder mit Cochlea-Implantat in der Betrachtung bis zum vollendeten 16. Lebensjahr, dem Abschluss der Sekundarstufe 1, aus der Perspektive der öffentlichen Hand zwischen 58 und 93 Prozent der Kosten verursachen, die durch HG-versorgte Kinder entstehen.

Von diesen Kosten sind 50 bis 55 Prozent der Schule, 25 bis 30 Prozent dem Kindergarten, 10 bis 20 Prozent der Frühförderung und bis zu 15 Prozent dem Internat zuzurechnen.

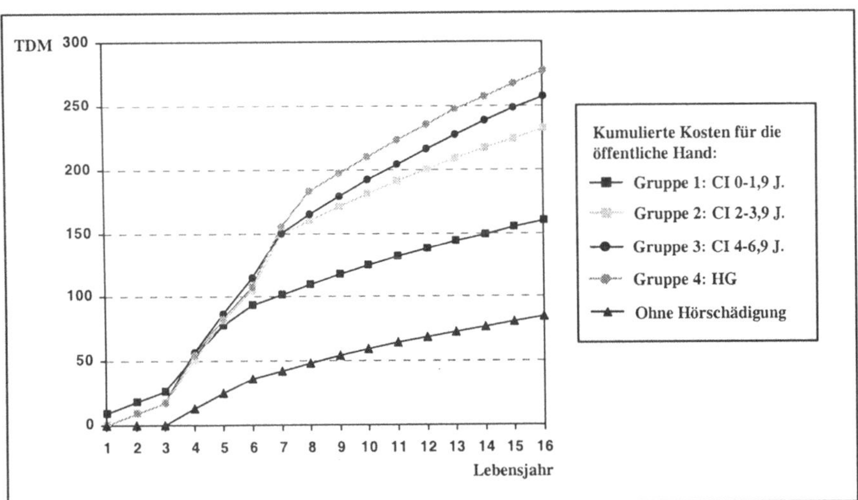

Abb. 3.20. Kumulierte Kosten für die öffentliche Hand (bis zum vollendeten 16. Lebensjahr)

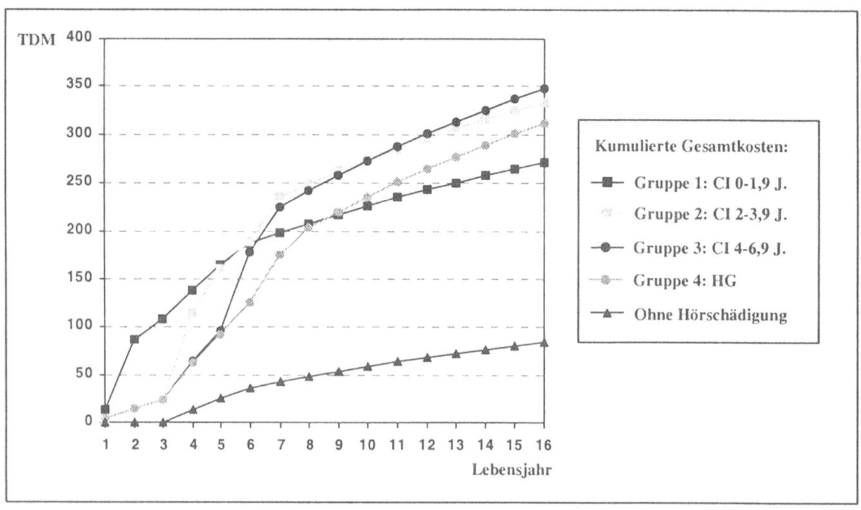

Abb. 3.21. Kumulierte Gesamtkosten (Krankenkasse und öffentliche Hand) bis zum vollendeten 16. Lebensjahr

3.3 Ergebnisse der Kosten-Nutzen-Analyse für Kinder

Die Summe der Kosten für medizinische und pädagogische Versorgung bis zum Ende des 16. Lebensjahres stellt den Gesamtaufwand dar, der für Krankenkassen und öffentliche Hand bis zum Abschluss der Sekundarstufe 1 entsteht. In Abb. 3.21. sind die kumulierten, diskontierten Gesamtkosten für alle vier Gruppen sowie für ein Kind ohne Hörschädigung im Zeitverlauf dargestellt.

Im Vergleich der Kinder mit Hörschädigung treten für Gruppe 1, also die sehr jung implantierten Kinder, die geringsten Kosten in Höhe von TDM 271 auf. Die CI-Versorgung und pädagogische Betreuung ist für diese Gruppe um 13 Prozent günstiger als für Kinder mit HG-Versorgung (Gruppe 4), für welche die Gesamtkosten TDM 312 betragen. In Abb. 3.21. ist zu erkennen, dass der Breakeven, also die Gleichheit der Kosten für Gruppe 1 und Gruppe 4 (Schnittpunkt der Kurven der kumulierten Kosten), im Alter von 9 Jahren liegt. Für die Gruppen 2 und 3 ergeben sich Gesamtaufwendungen von TDM 334 und TDM 348, das sind 7 Prozent bzw. 11 Prozent mehr als für Gruppe 4.

An dieser Stelle sei darauf hingewiesen, dass die Kosten für pädagogische Versorgung wesentlich höher sind als die für medizinische Versorgung und dass sich die Kosten für alle vier Gruppen hinsichtlich der Kostenträger Krankenkasse und öffentliche Hand stark voneinander unterscheiden. Die maximalen Aufwendungen für die Krankenkasse liegen bei TDM 112 für Gruppe 1, die minimalen bei TDM 36 für Gruppe 4. Das ist ein Unterschied von 68 Prozent.

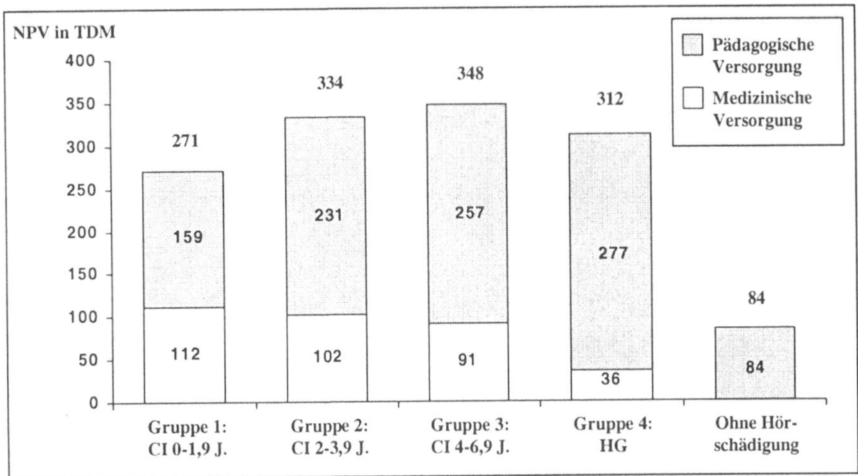

Abb. 3.22. Net-Present-Value der kumulierten Gesamtkosten

Entgegengesetzt verhält es sich mit den Kosten der öffentlichen Hand. Maximal werden TDM 277 für die pädagogische Betreuung von HG-versorgten Kindern (Gruppe 4), minimal TDM 159 für Gruppe 1, also CI-versorgte Kinder ausgegeben. Das ist ein Unterschied von 42 Prozent. Diese Unterschiede der kumulierten, diskontierten Gesamtkosten (Net-Present-Value, NPV) sind in Abb. 3.22. differenziert nach Kostenträger für alle vier Gruppen zu sehen.

An dieser Stelle sei erneut auf die Hauptblöcke dieser Gesamtkosten verwiesen. Dies sind im medizinischen Bereich das Implantat und die Operation (TDM 47), die Rehabilitation (TDM 26) und die Ersatzteile (TDM 15) und im pädagogischen Bereich die Schule (TDM 120 bis TDM 230), der Kindergarten (TDM 66 bis TDM 110), die Frühförderung (TDM 29 bis TDM 45) und das Internat (bis TDM 62).

Die Auswirkungen der bereits in Abschnitt 3.2.4 dargestellten veränderten Zuordnung der Kosten, die im Kindergarten für therapeutische Leistungen entstehen, sind in Abb. 3.23. zu sehen. Die Gesamtkosten sind unverändert. Die Differenz in den Kosten für die Krankenkasse zwischen den Gruppen 1 und 4 verringert sich auf 40 Prozent und in den Kosten für die öffentliche Hand auf 41 Prozent.

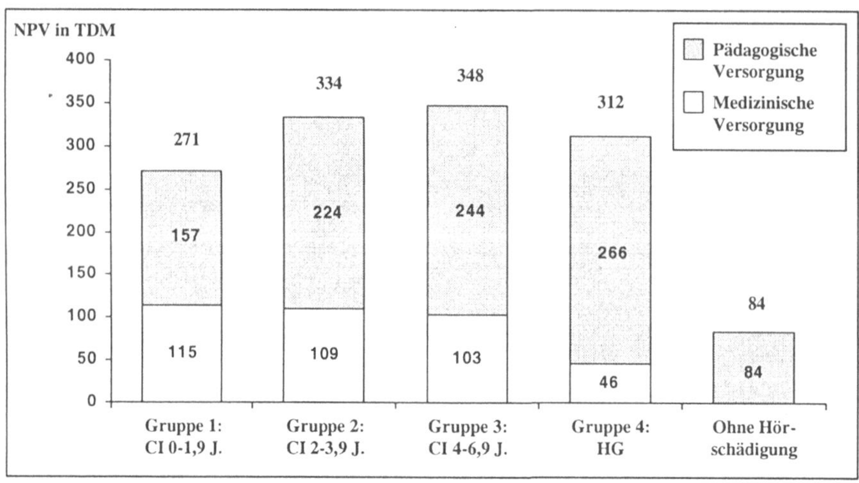

Abb. 3.23. Net-Present-Value der Gesamtkosten mit Zuordnung der Kosten für therapeutische Leistungen im Kindergarten zur Krankenkasse

3.4 Ergebnisse der Szenarienrechnungen

Ergänzend zur bisher beschriebenen Analyse wurden zwei Szenarien betrachtet. Das erste beschreibt eine für die Gruppen 1 bis 3 kostengünstigere Situation, also für CI-versorgte Kinder. Das zweite Szenario analysiert eine Situation, die mit geringeren Kosten für HG-versorgte Kinder (Gruppe 4) verbunden ist. Die Variation der einzelnen Parameter entspricht den bereits in den Abschnitten 3.1 und 3.2 angesprochenen Veränderungen und ist zusammengefasst in Tabelle 3.7. dargestellt.

Anhand von Abb. 3.24. wird deutlich, dass die Grundaussage auch in den Szenarien 1 und 2 unverändert Bestand hat. Für Kinder, die im ersten oder zweiten Lebensjahr implantiert werden (Gruppe 1), entstehen in beiden Szenarien geringere bzw. nahezu identische Kosten wie für HG-versorgte Kinder (Gruppe 4). Später implantierte Kinder (Gruppen 2 und 3) liegen auch hier in den Gesamtkosten über der HG-Gruppe.

Dabei beträgt z.B. die Differenz der Gesamtkosten zwischen Gruppe 1 und 4 im ersten Szenario 20 Prozent, im zweiten hingegen drei Prozent. Die Berechnung des Breakeven ergibt Werte von 7 Jahren bzw. 16 Jahren.

Für Gruppe 2 entstehen im Vergleich zu Gruppe 4 um 3 bzw. 19 Prozent höhere Kosten für die beiden Szenarien. Für Gruppe 3 ergeben sich Werte von 8 bzw. 18 Prozent im Vergleich zu HG-versorgten Kindern. Aus Sicht der Krankenkasse beträgt die Differenz zwischen den Gruppen 1 und 4 in den beiden Szenarien 68 bzw. 71 Prozent. Für die öffentliche Hand sind es 46 bzw. 36 Prozent.

Tabelle 3.7. Veränderte Parameter für die Szenarienrechnungen

Parameter	Bisherige Analyse	Szenario 1	Szenario 2
Laufende Kosten HG	DM 1.150 p. a.	Keine Änderung	DM 1.000 p. a.
Logopädie	DM 2.400 p. a.	DM 1.800 p. a.	Keine Änderung
Komplikationen		Keine Änderung	
Sonderentgelt	DM 0		DM 46.800
Pflegesatz	DM 660		DM 560
Laufende Kosten CI	DM 1.100 p. a.	DM 800 p. a.	DM 1.300 p. a.
Kindergarten			
Gehör	DM 56.360 p. a.	DM 60.000 p. a.	DM 30.000 p. a.
Kombiniert	DM 42.621 p. a.	DM 45.283 p. a.	DM 23.310 p. a.
Schwerhörig	DM 37.850 p. a.	DM 40.173 p. a.	DM 20.988 p. a.
Integriert	DM 26.561 p. a.	DM 28.080 p. a.	DM 15.491 p. a.
Regel	DM 15.284 p. a.	DM 16.000 p. a.	DM 10.000 p. a.
Schule			
Gehör	DM 32.102 p. a.	DM 30.000 p. a.	DM 25.000 p. a.
Kombiniert	DM 24.261 p. a.	DM 26.451 p. a.	DM 19.539 p. a.
Schwerhörig	DM 21.539 p. a.	DM 19.873 p. a.	DM 17.643 p. a.
Integriert	DM 15.119 p. a.	DM 14.287 p. a.	DM 13.171 p. a.
Regel	DM 8.700 p. a.	DM 8.700 p. a.	DM 8.700 p. a.
Internat	DM 43.648 p. a.	DM 55.000 p. a.	DM 34.000 p. a.

Weiterhin wurde für die ursprüngliche Berechnung der Zinssatz variiert. Neben
den zunächst betrachteten 6 Prozent wurden die Analysen mit Zinssätzen von 5
und 10 Prozent durchgeführt. Diese Variation greift die in anderen Studien genutzten Größen auf (vgl. u.a. O'Neill et al., 2000; Summerfield u. Marshall, 1999;
Francis et al., 1999; Severens et al., 1997). Es ergab sich das in Abb. 3.25. dargestellte Ergebnis für die kumulierten, diskontierten Kosten.

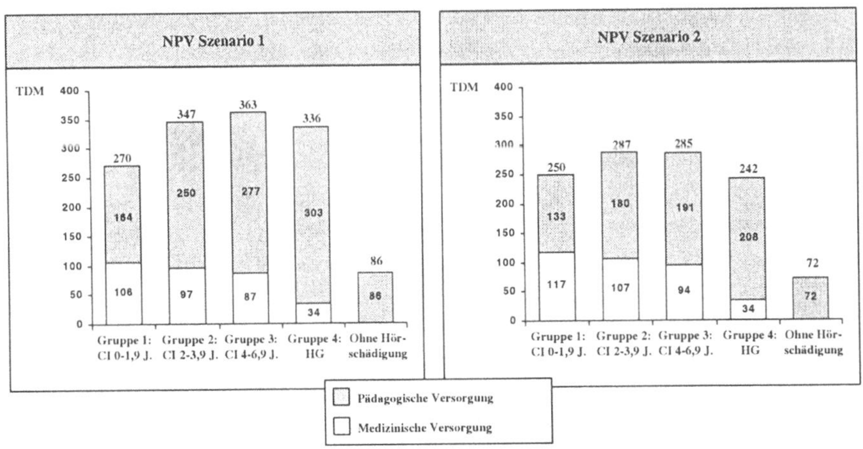

Abb. 3.24. Net-Present-Value der kumulierten Gesamtkosten in Szenario 1 und Szenario 2

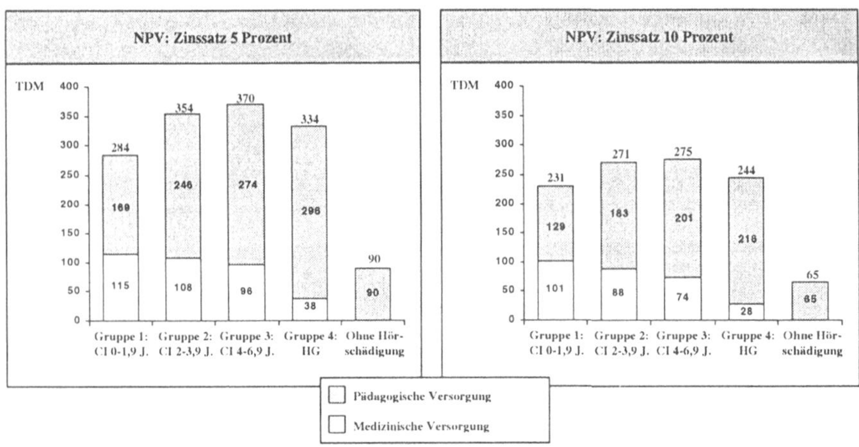

Abb. 3.25. Net-Present-Value der kumulierten Gesamtkosten für 5 bzw. 10 Prozent Verzinsung

Durch die Verringerung des Zinssatzes auf 5 Prozent fallen die Schulkosten stärker ins Gewicht, da sie in der Zukunft liegen und bei geringerem Zinssatz weniger diskontiert werden. Daher sind z.B. die Kosten für Gruppe 1 gegenüber Gruppe 4 um 15 Prozent geringer in der kumulierten Betrachtung.

Die Erhöhung des Zinssatzes auf 10 Prozent wirkt sich gegenteilig aus. Für Gruppe 1 entstehen um fünf Prozent geringere Kosten als für Gruppe 4.

Zur Einschätzung des Einflusses des Zinssatzes sei an dieser Stelle auch die Höhe der nicht diskontierten Kosten (Zinssatz entspricht null Prozent) genannt. Für Gruppe 1 ergeben sich TDM 367, für Gruppe 2 TDM 480, für Gruppe 3 TDM 520 und für Gruppe 4 TDM 477.

In der Diskussion (Abschnitt 4) wird detailliert auf die Sensitivitäten einzelner Parameter sowie die Auswirkung des gewählten Zinssatzes eingegangen.

3.5 Ergebnisse der weiterführenden Modellrechnungen

Für die Betrachtung des deutschlandweiten Kollektives wurde angenommen, dass die Verteilung des Alters zum Zeitpunkt der Implantation von der HNO-Klinik der MHH (Abb. 3.26.) auf Deutschland übertragbar ist.

Außerdem wurde von 750 Cochlea-Implantationen in Deutschland im Jahr 1999 ausgegangen. Aus beiden Annahmen ergibt sich, dass 63, 137 und 74 Kinder der Altersgruppen 1 bis 3 in Deutschland im Jahr 1999 implantiert wurden. Die Kosten für die medizinische und pädagogische Versorgung dieser 274 Kinder (Variante 1a aus Abschnitt 2.2.5) betragen für die Krankenkasse bzw. für die öffentliche Hand DM 30 Mio. und DM 59 Mio. (Abb. 3.27.).

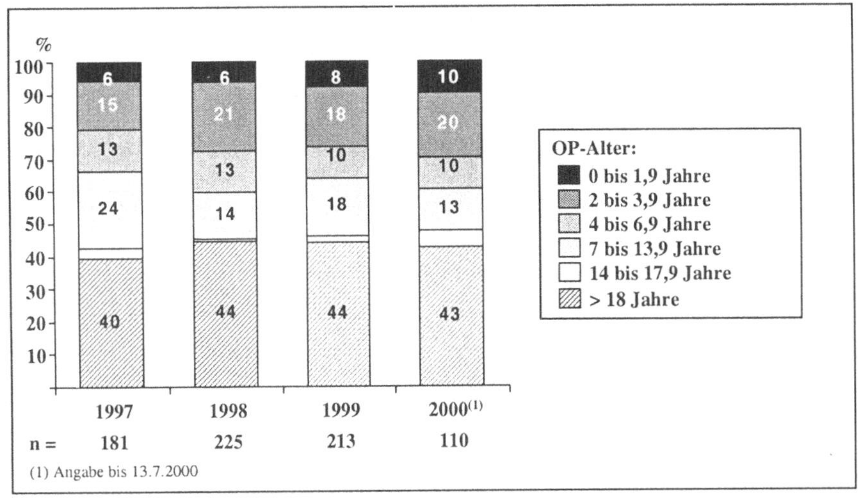

Abb. 3.26. Verteilung des Implantationsalters an der HNO-Klinik (MHH)

Im nächsten Schritt wird angenommen, dass ein großer Teil der Kinder aus den Gruppen 2 und 3 bereits innerhalb der ersten beiden Lebensjahre implantiert wird. Dabei wird weiterhin von der Implantation von je 37 Kindern (entspricht 5 Prozent aller Implantationen) im Alter von 2 bis 3,9 bzw. 4 bis 6,9 Jahren ausgegangen. Die veränderte Altersverteilung (Variante 1b) und die daraus resultierenden Kosten sind im Vergleich zur Variante 1a in Abb. 3.27. zu sehen.

Es wird deutlich, dass sich zusätzliche Kosten für die Krankenkassen in Höhe von etwa DM 1 Mio. ergeben. Dem stehen DM 10 Mio. Einsparungen der öffentlichen Hand gegenüber, so dass aus volkswirtschaftlicher Sicht DM 9 Mio. durch frühere Implantation im angenommenen Umfang gespart würden. Das entspricht 10 Prozent der Gesamtkosten.

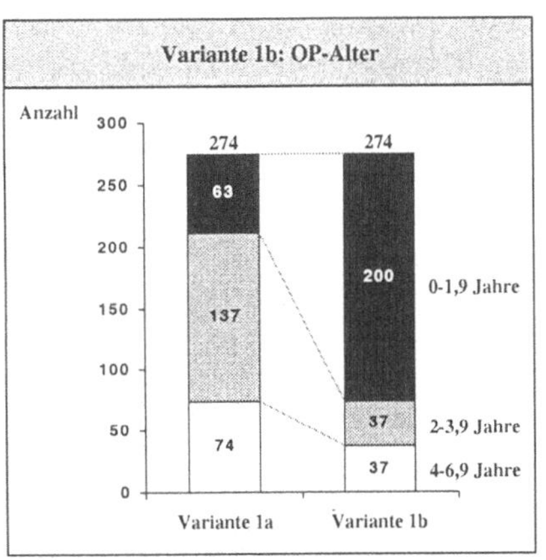

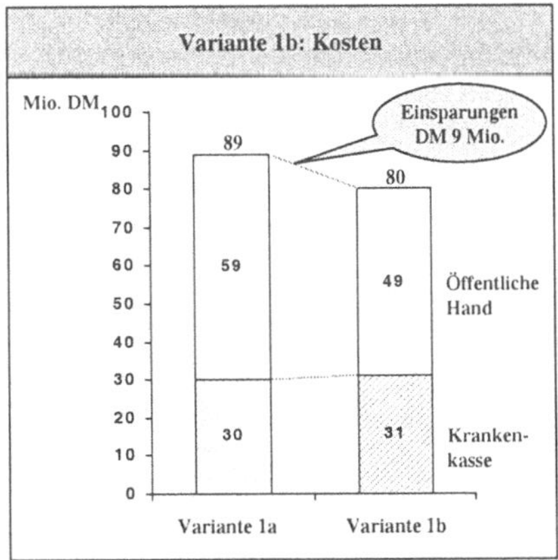

Abb. 3.27. Variante 1b – Frühere Implantation deutschlandweit

Der nächste Schritt (Variante 1c) umfasst die Annahme, dass eine größere Zahl taub bzw. resthörig geborener Kinder mit einem Cochlea-Implantat versorgt wird, als es heute der Fall ist. Derzeit werden etwa 500 Kinder pro Jahr mit so starker Hörstörung geboren, dass sie für eine CI-Versorgung grundsätzlich in Frage kommen. Zusätzlich ertauben pro Jahr mindestens 200 Kinder im Alter bis zu sieben Jahren.

Im Jahr 1999 wurden in Deutschland ca. 270 Kinder vor ihrem 7. Lebensjahr (s.o.) implantiert, so dass zwischen 230 und 430 der in Frage kommenden Kinder nicht mit einem Implantat versorgt wurden. Im Folgenden wird der Fall betrachtet, dass 80 Prozent dieser (nicht versorgten) Kinder innerhalb der ersten beiden Lebensjahre implantiert werden.

Die Kosten, welche für Krankenkassen und öffentliche Hand für die Versorgung von 500 kongenital tauben Kindern entstehen, sowie die Veränderungen durch Erhöhung des CI-versorgten Anteils sind in Abb. 3.28. dargestellt (Variante 1c). Die Auswirkungen für Krankenkassen und öffentliche Hand sind in dieser im Vergleich zur Variante 1b erweiterten Betrachtung wesentlich größer. Durch die hier angenommene Implantation bisher HG-versorgter Kinder entsteht der Krankenkasse zusätzlicher Aufwand in Höhe von DM 14 Mio., während auf der anderen Seite die öffentliche Hand Einsparungen von DM 30 Mio. verzeichnen kann. Diese Kosten bzw. Einsparungen sind auf die Differenz der Gesamtkosten zwischen Gruppe 1 und Gruppe 4 in Höhe von TDM 41 zurückzuführen (vgl. Abschnitt 3.3). Insgesamt ergeben sich durch die hier betrachtete Implantation bisher HG-versorgter Kinder doppelt so hohe Einsparungen (DM 16 Mio.) wie für Variante 1b, in der lediglich das Implantationsalter herabgesetzt wurde. Einsparungen in Höhe von DM 16 Mio. entsprechen 10 Prozent der Gesamtkosten.

Falls die eben beschriebene Betrachtung der Implantation bisher HG-versorgter Kinder auf 700 taube und ertaubte Kinder pro Jahr bezogen wird, ergäben sich Einsparungen in Höhe von DM 22 Mio., sofern 80 Prozent der Kinder bis zum zweiten Lebensjahr implantiert würden.

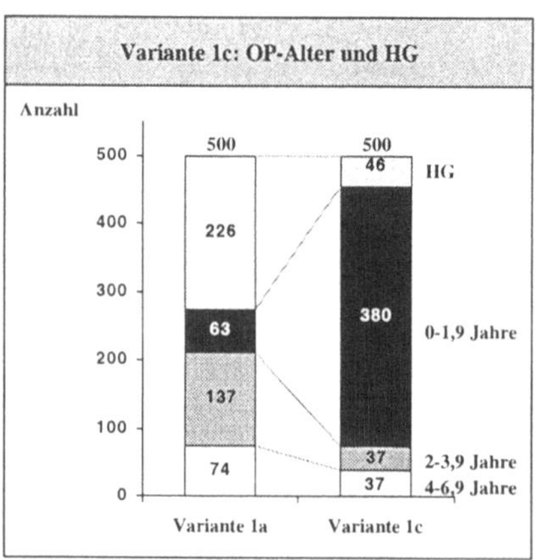

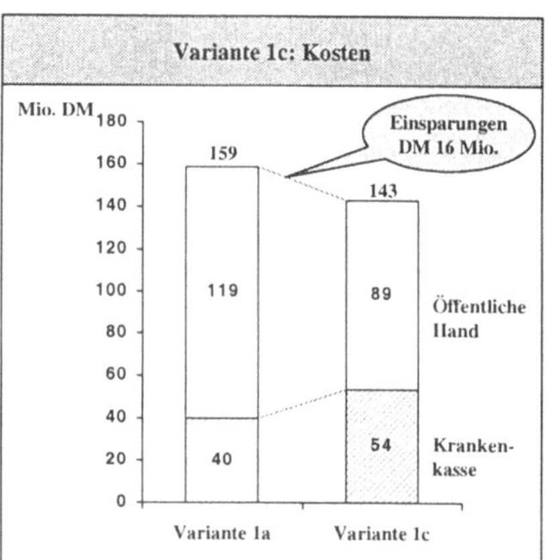

Abb. 3.28. Variante 1c – zusätzliche Implantation HG-versorgter Kinder
(Basis: 500 Kinder)

Durch das Modell der *lebenslänglichen Betrachtung* (Varianten 2 und 3, vgl. Abb. 2.4.) soll der Zusammenhang zwischen Grad der Hörschädigung und Beteiligung am Erwerbsleben hergestellt werden. Vor dem Hintergrund des geringen Alters der Patienten des in dieser Studie betrachteten Kollektives, muss für die lebenslängliche Betrachtung auf zusätzliche Informationsquellen zurückgegriffen werden.

Zur Zeit stehen verwendbare Informationen über einen Zusammenhang zwischen Grad der Hörschädigung und Einkommenshöhe bzw. Arbeitslosigkeit weder in Deutschland noch in anderen Ländern zur Verfügung. Dieses Ergebnis der mangelnden Literatur und Analysen über die Situation Tauber bzw. Hörgeschädigter im Arbeitsleben wird u.a. von Hogan et al. (1999) bestätigt.

Auch die Suche nach Informationen über Zusammenhänge zwischen Einkommenshöhe bzw. Arbeitslosigkeit und Art der Schule, Art des Schulabschlusses, Art der weiterführenden Ausbildung und Berufsbild hat kein komplettes Bild der genannten Parameter in Abhängigkeit des Grades der Hörschädigung ergeben. Aus diesen Gründen konnten die Varianten 2 und 3, in denen die lebenslänglichen Auswirkungen für die Kostenträger im Vergleich von Cochlea-Implantation zu Hörgeräteversorgung betrachtet werden sollten, nicht simuliert werden. Im Rahmen der Diskussion (Abschnitt 4.4) wird auf den derzeitigen Stand in der Literatur sowie auf daraus resultierende Konsequenzen für weitere Studien eingegangen.

3.6 Zusammenfassung der Ergebnisse

Zusammenfassend lässt sich feststellen, dass die sehr frühe Implantation aus volkswirtschaftlicher Sicht zu besonders deutlichen Einsparungen führt, wenn nicht nur Kinder eher CI-versorgt werden, als es bisher der Fall war, sondern wenn zukünftig Kinder sehr jung implantiert werden, die bisher mit Hörgeräten versorgt waren.

Dies ist das Ergebnis aus der Betrachtung bis zum vollendeten 16. Lebensjahr. Es wird vermutet, dass die für Gruppe 1 aufgezeigte Vorteilhaftigkeit der Implantation aus volkswirtschaftlicher Sicht in der lebenslänglichen Betrachtung im Vergleich zur Hörgeräteversorgung noch deutlicher wird und dass sich auch für Gruppe 2 in der lebenslänglichen Betrachtung ein Vorteil ergibt. Diese Hypothese beruht auf einer im Vergleich zur Gruppe 4 weitgehenden Integration der implantierten Kinder, die heute bereits im Besuch der Regelschule besteht. Die Vermutung liegt nahe, dass diese Integration auch in der weiterführenden Ausbildung und im Berufsleben möglich ist, so dass höhere Einkommen erzielt werden können. Dies führt in der volkswirtschaftlichen Betrachtung für die Kostenträger Krankenkasse und öffentliche Hand zu höheren Einnahmen und somit zu einem positiven Kosten-Nutzen-Verhältnis.

In der folgenden Diskussion wird auf die genannten Aspekte detailliert eingegangen.

4 Diskussion

Das Cochlea-Implantat ist eine der neuen Technologien im Bereich der medizinischen Versorgung, die vom steigenden Kostendruck innerhalb des Gesundheitswesens betroffen sind. Es ist von großem Vorteil für die betroffenen Patienten, stellt jedoch auf der anderen Seite hohe zusätzliche Kosten für das Gesundheitswesen dar. Diese Vorteilhaftigkeit gilt besonders für sehr junge Kinder, die nicht nur von der Verbesserung des Verstehens von Sprache, sondern vielmehr von der Möglichkeit des auf Hören gestützten Spracherwerbs profitieren, welche durch ein Cochlea-Implantat geschaffen wird.

Vor dem Hintergrund der zunehmenden Komplexität durch vielfältige Ergebnisse einer Behandlung und deren Wirkungen auf die unterschiedlichen Bereiche des Lebens benötigen Entscheidungsträger Informationen, mit deren Hilfe sie die nur begrenzt vorhandenen Mittel im Gesundheitswesen optimal verteilen können. Diese Informationen können durch gesundheitsökonomische Analysen bereitgestellt werden, bei denen die Perspektive entscheidend ist, also der Standpunkt, der für die Studie eingenommen wird. Um eine einseitige Betrachtung zu vermeiden und vielmehr die vorhandene Verknüpfung mehrerer volkswirtschaftlicher Bereiche herauszustellen, wurde in der vorliegenden Untersuchung die Sicht der Kostenträger angenommen. Dies sind auf der einen Seite die Krankenkassen, auf der anderen Seite Institutionen der öffentlichen Hand (z.B. Schulträger). Erstere zahlen für die medizinische Behandlung, Letztere profitieren durch reduzierte Ausgaben von verbessertem Hör- und Sprachvermögen der Kinder.

Mit Hilfe des gewählten methodischen Ansatzes der retrospektiven Betrachtung in Verbindung mit einer Elternbefragung sind statistische Auswertungen der Ergebnisse auf einer breiten Basis von Patienten sowie der Vergleich mit Hörgeräteversorgten Kindern möglich.

4.1 Diskussion der Ergebnisse zur medizinischen Versorgung

Insgesamt sind nur relativ geringe Unterschiede in den medizinischen Kosten für die Gruppen 1 bis 3 festzustellen, die in erster Linie durch Diskontierungseffekte der Kosten für die Implantation und die Rehabilitation entstehen. So wurde für Gruppe 1 (Implantation zwischen 0 und 1,9 Jahren) von der Implantation im zweiten Lebensjahr ausgegangen, dahingegen für Gruppe 2 (Implantation zwischen 2 und 3,9 Jahren) im vierten und für Gruppe 3 (Implantation zwischen 4 und

6,9 Jahren) im sechsten Lebensjahr. Obwohl die tatsächlichen Kosten für Operation, Krankenhausaufenthalt und Rehabilitation nahezu identisch sind für alle drei Gruppen (TDM 78), fallen sie aufgrund der Diskontierung mit TDM 73, TDM 65 und TDM 58 für die Gruppen 1 bis 3 unterschiedlich stark ins Gewicht.

Die Kosten für Gruppe 4 (HG-versorgte Kinder) sind im Vergleich sehr gering (TDM 29). Dies liegt an den hohen Operations- und Rehabilitationskosten für die CI-Versorgung, die für Kinder mit Hörgeräten keine Bedeutung haben.

Im Folgenden wird auf alle Kostenkomponenten, die Bestandteil der Analyse sind, in der bekannten Struktur (vgl. Abschnitt 2.2.1) eingegangen, um Sensitivitäten im Einzelnen zu erläutern und Vergleiche mit bereits vorhandenen Studien aufzuzeigen.

4.1.1 Hörgeräteversorgung und logopädischer Therapie

Im Zusammenhang mit der *Hörgeräteversorgung* und Zusatzgeräten wurden die Komponenten Diagnose der Hörschädigung, HNO-Kontrolluntersuchungen, Häufigkeit der Hörgeräteversorgung (Nutzungsdauer) sowie laufende Kosten für Hörgeräte unterschieden.

– Die Kosten für Diagnose (DM 110) und Kontrolluntersuchungen (DM 80) sind so gering, dass auch eine mögliche Überschätzung der Häufigkeit der Kontrollen mit viermal pro Jahr keine Auswirkungen auf das Modell hat.
– Auch eine Veränderung der Nutzungsdauer der Hörgeräte von fünf auf vier Jahre bewirkt lediglich eine Steigerung dieser Kosten um DM 640 (entspricht zwei Prozent der gesamten Kosten für die medizinische Versorgung) in der Betrachtung bis zum vollendeten 16. Lebensjahr.
– Ähnlich gering wirkt sich die Variation der laufenden Kosten von DM 1.150 auf DM 1.000 pro Jahr aus. Es ergibt sich eine Kostenreduktion von zwei Prozent (DM 580) in der Betrachtung bis zum vollendeten 16. Lebensjahr.

Für alle vier Kostenblöcke ergaben sich nur minimale Auswirkungen aus der Veränderung der Kosten, so dass keine Variationen in die Szenarienrechnungen einbezogen wurden.

In der detaillierten Betrachtung der *logopädischen Therapie* haben sich durch die starke Veränderung der angenommenen Kosten pro Jahr von DM 2.400 auf DM 1.800 zwar Auswirkungen in Höhe von vier bis sechs Prozent (DM 1.340 bis DM 1.830) der gesamten Kosten für die medizinische Versorgung ergeben, jedoch trifft dies für alle vier Gruppen gleichermaßen zu, so dass auch diese Kosten keiner tiefergehenden Analyse bedürfen.

Bei Beginn und Länge der Therapie ist ein Zusammenhang mit dem Zeitpunkt der Diagnose der Hörschädigung zu vermuten. So könnte es sein, dass die Hörschädigung in Gruppe 1 (respektive Gruppe 2 und 3) früher festgestellt wird als bei Gruppe 4. Dadurch ließe sich ein früherer Beginn der logopädischen Therapie erklären. Diese Unterschiede im Therapiebeginn würden vermutlich im Rahmen der breiten Einführung des Neugeborenen-Hörscreening abnehmen, die das Erkennen aller Hörschädigungen im ersten Lebensjahr ermöglichen würde (Arnold et al., 1995; Reuter, 1997; Finckh-Krämer et al., 1998; Gross et al., 1999). Weiterhin ist zu vermuten, dass die Intensität der Therapie für früh implantierte Kinder zukünftig abnehmen wird, da diese Therapie möglicherweise nur in den ersten Lebensjahren benötigt wird. Eine solche Entwicklung ist noch nicht zu erkennen, da die Kinder der Gruppe 1 heute maximal 10 Jahre alt sind.

Tabelle 4.1. Vergleich der Kosten für Voruntersuchung, Operation, Rehabilitation und CI-Ersatzteilen für Kinder

Autor	O'Neill et al.	Summer-field	Francis et al..	Severens	Diese Studie
Basisjahr	1997/1998	1996	1997	1994/1996	1999
Anzahl betrachteter Jahre	4	4	2	5	4
Zinssatz	6 %	6 %	5 %	5 %	6 %
Land	UK (1,6$ = 1£)	UK (1,6$ = 1£)	US	NL	D (2,1DM = 1$)
Voruntersuchung	(vgl. Implantation)	(vgl. Implantation)	k.A.	$ 7.747	$ 2.800
Implantation	$ 44.000	$ 45.600	k.A.	$ 30.442	$ 24.800
Rehabilitation	$ 12.800	$ 14.400	k.A.	$ 13.428	$ 12.700
CI-Ersatzteile	$ 3.680	$ 3.200	k.A.	$ 12.305	$ 2.800
Gesamtkosten	$ 60.480	$ 63.200	$ 43.000	$ 63.922	$ 43.100

4.1.2 Cochlea-Implantat-Versorgung

Die Kosten für die *CI-Versorgung* umfassen die Voruntersuchung, die Operation (inkl. Erstversorgung) und die Rehabilitation. Diese Kosten basieren nicht auf Annahmen, sondern auf tatsächlich abgerechneten Beträgen, und lassen sich mit denen aus anderen Studien vergleichen (O'Neill et al., 2000; Summerfield u. Marshall, 1999; Francis et al., 1999; Severens et al., 1997). Die einzelnen Kostenpositionen, die in US-Dollar angegeben sind, sind in Tabelle 4.1. dargestellt. Es wurde von einem Kurs von $ 1 = DM 2,10 ausgegangen (Stand Juli 2000).

In die Angaben zu dieser Studie sind die HNO-Untersuchungen, HG-Versorgung, Voruntersuchung, Implantation, Nachuntersuchungen und laufende Kosten für das Cochlea-Implantat einbezogen worden.

Im Vergleich mit anderen Studien zeigen sich große Unterschiede zu den Kosten, die in der vorliegenden Arbeit ermittelt wurden. Folgende Ursachen, die zum Teil auf methodische Unterschiede zurückgehen, sind denkbar:

– Von O'Neill et al., Summerfield et al. und Severens et al. werden die tatsächlichen medizinischen Kosten betrachtet, nicht die abgerechneten Gebühren bzw. Pauschalen. Die Differenzen zwischen den tatsächlichen Kosten und den abgerechneten Pauschalen könnten sich z.B. durch „verdeckte Subventionen" erklären lassen, die den betroffenen Bereichen zufließen, die aber nicht in der Betrachtung der Gebühren zu sehen wären, wie sie in dieser Studie zugrunde gelegt wurde.

- Die beiden Studien von O'Neill et al. und Summerfield et al. basieren auf den Angaben für Nottingham. Dort werden pro Jahr nur etwa 40 Patienten implantiert im Vergleich zur HNO-Klinik der MHH mit über 200 Implantationen pro Jahr. Wenn davon ausgegangen wird, dass Skaleneffekte (economies of scale) hinsichtlich der Nutzung medizinischer Geräte auftreten, würde eine solche, größere Anzahl von Implantationen in der Vollkostenbetrachtung bei O'Neill et al. und Summerfield et al. mit geringeren Kosten abgebildet werden.

- In den Kosten der Voruntersuchung bilden O'Neill et al. in den dargestellten Vollkosten auch die Untersuchungen der Patienten ab, die anschließend nicht implantiert werden. Dies ist in der vorliegenden Studie nicht der Fall. Außerdem sind bei O'Neill et al. in den Kosten der Implantation auch Kosten für Logopäden bzw. Pädagogen enthalten, welche die Patienten in den ersten drei Jahren nach der Implantation etwa sechsmal pro Jahr besuchen.

Einzelne Bereiche scheinen vergleichbar in ihren Kosten. So ist die Rehabilitation bei allen fünf Studien mit ähnlichen Aufwendungen verbunden. Die Gesamtkosten bei Francis et al. und in der vorliegenden Studie sind fast identisch, allerdings unterscheidet sich die Anzahl der betrachteten Jahre.

Eine detailliertere Ursachenanalyse ist aufgrund der nur sehr begrenzt vorhandenen Detailinformationen über die anderen Studien nicht möglich.

Besonders großen Einfluss auf die Kosten von Voruntersuchung und Implantation hat die Entwicklung der Hardwarepreise, aber auch die Entwicklung der Länge der Krankenhausaufenthalte. Hinsichtlich der Erstgenannten ist damit zu rechnen, dass diese im Verlauf der nächsten Jahre fallen werden. Eine genaue Abschätzung dieser Tendenz ist jedoch nicht möglich. Die Länge des stationären Aufenthaltes differiert zwischen den verschiedenen Ländern sehr stark, so werden z.B. in den USA sogar ambulante Implantationen bei Erwachsenen durchgeführt. Für Deutschland sind keine großen Veränderungen der heutigen Dauer von durchschnittlich neun Tagen für die Implantation und zwei Tagen für die Voruntersuchung junger Kinder zu erwarten.

Im Vergleich der Pflegesätze (Summe aus Basis- und HNO-Abteilungspflegesatz) einzelner Universitätskliniken zeigt sich, dass die HNO-Klinik der MHH zu den günstigeren gehört. Andere Universitätskrankenhäuser haben bis zu 25 Prozent höhere Sätze. Der Vergleich mit Allgemeinkrankenhäusern zeigt, dass diese meistens geringere Pflegesätze haben. Es ließ sich jedoch kein durchgängiger Trend feststellen. Vor diesem Hintergrund wurden die in dieser Studie genutzten Pflegesätze nicht in der Szenarienrechnung variiert.

4.1.3 Rehabilitation, Nachuntersuchungen, Komplikationen und Cochlea-Implantat-Ersatzteilen

Die Kosten für *Rehabilitation* können sich im Zuge einer gerade beginnenden Diskussion um alternative bzw. abgewandelte Rehabilitationskonzepte ebenfalls verändern. Falls die implantierten Kinder zukünftig nicht wie bisher mehrheitlich zwölf Wochen innerhalb von zwei bis drei Jahren nach der Operation am Rehabilitationszentrum verbringen, sondern möglicherweise in verstärkter Form vor Ort, also in Wohnortnähe, gefördert würden, ist mit einer Abnahme der Kosten zu rechnen. Diese Reduktion würde aus der Verkürzung des stationären Aufenthalts im Rehabilitationszentrum herrühren, lässt sich allerdings aus heutiger Sicht nicht quantifizieren.

Hinsichtlich der medizinischen *Nachuntersuchungen* sei an dieser Stelle angemerkt, dass derzeit nur unzureichende Abrechnungsmöglichkeiten seitens der HNO-Klinik der MHH existieren. Eine Veränderung dieser Modalitäten könnte zu einer Erhöhung der Kosten für die Krankenkassen durch die Einführung von Pauschalen führen, die jedoch in Relation zu den gesamten medizinischen Kosten nur gering ausfallen dürfte. Andererseits könnten hier die Kosten für pädagogische Nachuntersuchungen geringfügig überschätzt worden sein, da möglicherweise nicht alle Kinder bis zum vollendeten 16. Lebensjahr die Nachuntersuchung am Rehabilitationszentrum wahrnehmen. Durch die Diskontierungseffekte ergäbe sich jedoch nur ein marginaler Einfluss auf die gesamten Kosten der medizinischen Versorgung.

Deutliche Unterschiede existieren in den *Komplikationsraten* zwischen dieser Arbeit und anderen Studien. In Abschnitt 3.1.6 wurde die Reimplantationsrate in Höhe von sechs Prozent genannt. Diese Rate, die sich für die in dieser Studie betrachteten Kinder ergeben hat, ist sehr hoch und kommt durch technische Probleme der Implantate in den betrachteten Jahren zustande. So haben sowohl die Firma Cochlear auf die Problematik des Antennenbruchs als auch die Firma Advanced Bionics auf die Problematik des Gehäusebruchs mit Produktmodifikationen reagiert. Unter Ausschluss dieser Probleme ergäbe sich für die hier betrachtete Patientengruppe eine Reimplantationsrate von 0,6 Prozent. Dies entspricht den Daten anderer Studien bzw. ist sogar geringer. So berichten Severens et al. (1997) von einer Reimplantationsrate für Kinder von 0,6 bis 1,0 Prozent, Summerfield u. Marshall (1995) von 2,2 Prozent, Kempf et al. (1999) von 1,35 Prozent und Palmer et al. (1999) sogar von 5,3 Prozent.

Im Zusammenhang dieser Studie wirkt sich die relativ hohe Rate jedoch nur gering auf die Kosten (DM 366 pro Patient) aus, da von einer Übernahme der Kosten des Gerätes durch den Hersteller als Garantieleistung ausgegangen wurde und somit diese Kosten nicht dem Kostenträger Krankenkassen zulasten fallen.

Auch die Variation der laufenden Kosten für *CI-Ersatzteile* und Reparaturen von DM 1.100 auf DM 800 und DM 1.300 pro Jahr hat relativ geringe Auswirkungen auf die gesamten Kosten der medizinischen Versorgung. Sie liegen zwischen DM 1.700 und DM 2.500 in der Betrachtung bis zum vollendeten 16. Lebensjahr. Das entspricht fünf bzw. acht Prozent der Gesamtkosten. An dieser Stelle ist jedoch anzumerken, dass in die Betrachtung der laufenden Kosten für Cochlea-Implantate keine Kosten für Prozessor-Upgrades einbezogen wurden, wie dies zum Teil in anderen Studien der Fall ist (Summerfield et al., 1995: alle 6 Jahre; Carter u. Hailey, 1999: alle 5 Jahre). Dies geschah vor dem Hintergrund, dass es bei den untersuchten Kindern bisher nicht zu Upgrades gekommen ist, die von der Krankenkasse oder von den Eltern getragen wurden. Es sind nur zwei Beispiele bekannt, bei denen der Hersteller die Kosten getragen hat. Allerdings liegen zu diesem Bereich keine umfassenden Informationen für alle Kinder vor. (Auch für Erwachsene existiert keine starre Regelung bei deutschen Krankenkassen, welche die regelmäßige Erstattung der Kosten für Upgrades vorsieht. Die Kosten werden übernommen, sofern ein erheblicher zusätzlicher Nutzen zu erwarten ist. Es existieren keine Informationen darüber, wie häufig wie viele erwachsene Patienten Prozessor-Upgrades aus eigenen Mitteln finanzieren.)

Im Hinblick auf weitere Aufwendungen für die medizinische Versorgung hat sich ergeben, dass kaum andere Kosten entstehen. Vorausgesetzt, dass die Eltern in der Befragung zu dieser letzten offenen Frage des Fragebogens vollständig Stellung genommen haben, scheint das große Engagement vieler Eltern in Zusammenhang mit der Hörschädigung ihres Kindes keine weiteren direkten finanziellen Konsequenzen für Eltern oder Krankenkassen zu haben.

4.1.4 Zusammenfassung der Diskussion der Ergebnisse zur medizinischen Versorgung

Insgesamt lässt sich feststellen, dass die Kosten für die medizinische Versorgung aus heutiger Sicht nur relativ gering schwanken. Dies wird auch durch die Betrachtung der beiden Szenarien (Abschnitt 3.4) deutlich, in denen jeweils alle Parameter variiert werden, für die Annahmen getroffen worden waren: in Szenario 1 zugunsten der CI-Patienten (Gruppen 1 bis 3) und in Szenario 2 zugunsten der Kinder mit Hörgerät (Gruppe 4). Dort werden maximal fünf Prozent Abweichung von den Kosten in der Ausgangsbetrachtung festgestellt. Auch sind für die großen Kostenblöcke Implantat und Operation, Rehabilitation und laufende Kosten keine Veränderungen zu erwarten.

Im Vergleich zu anderen Studien bleibt zu erwähnen, dass die medizinischen Kosten im Zusammenhang mit der CI-Versorgung von Kindern in Deutschland wesentlich geringer zu sein scheinen als in Großbritannien und den Niederlanden, aber vergleichbar mit den US-amerikanischen.

Es bleibt abzuwarten, ob die im Rahmen der Gesundheitsreform beschlossenen Veränderungen der Abrechnungsmöglichkeiten, d.h. die Einführung der Abrechnung nach DRGs (diagnosis related groups) statt der bisherigen Abrechnung von Pflegesätzen und Sonderentgelten, zu Kostenänderungen führen werden.

4.2 Diskussion der Ergebnisse zur pädagogischen Versorgung

Im Gegensatz zu den geringen Auswirkungen der Variationen einzelner Kosten für die medizinische Versorgung wirken sich Veränderungen der Kosten im Bereich der pädagogischen Versorgung stärker aus. Im Folgenden soll daher nacheinander auf die Frühförderung, den Kindergarten und die Schule eingegangen werden, um Unsicherheiten im Modell sowie statistisch signifikante Unterschiede in den Formen der Betreuung zu interpretieren und um Vergleiche mit anderen Studien ziehen zu können.

4.2.1 Frühförderung und Kindergärten

Für die *Frühförderung* wurde eine signifikante positive bzw. signifikante negative Korrelation zwischen dem Alter bei der CI-Operation und dem Beginn der Frühförderung bzw. der Länge der Frühförderung festgestellt. Dies lässt vermuten, dass ein Zusammenhang zum Alter besteht, in dem die Hörschädigung festgestellt wurde. Mit flächendeckender Einführung des Neugeborenen-Hörscreenings sollten sich die hier dargestellten Unterschiede in Beginn und Länge der Frühförderung verkleinern bzw. sogar verschwinden, da zu vermuten ist, dass – bedingt durch die Diagnose der Taubheit im ersten Lebensjahr (Arnold et al., 1995; Gross et al., 1999) – zukünftig auch Kinder mit Hörgeräteversorgung bereits ab dem ersten Lebensjahr Frühförderung erhalten.

Hinsichtlich der angegebenen Kosten der Frühförderung in Höhe von DM 9.350 pro Kind und Jahr ist anzumerken, dass sie tendenziell unter dem tatsächlichen Aufwand liegen (Landesrechnungshof, 1999), da dies bisher nur eine grobe Abschätzung ist, in der Fahr- und Materialkosten nicht enthalten sind. Allerdings handelt es sich dabei um im Vergleich zu den Personalkosten geringe Kostenblöcke. Die ungefähre Höhe der Gesamtkosten wurde von der Dr.-Karl-Kroiß-Schule in Würzburg bestätigt (DM 9.250 pro Kind und Jahr). Für andere Einrichtungen ließen sich keine Vergleichsdaten ermitteln, da eine Kostenstellenrechnung nicht vorhanden ist und sogar Abschätzungen nicht möglich waren.

Die Analyse der Nutzung verschiedener Formen von *Kindergärten* zeigt signifikante Unterschiede zwischen den vier Gruppen (vgl. Abb. 3.12.). Im Vergleich zu Gruppe 4 haben sich für Gruppe 1 höchst und sehr signifikante Unterschiede ergeben. Für die Gruppen 2 und 3 konnten hingegen keine signifikanten Differenzen (mit Ausnahme von Gruppe 2 im zweiten Kindergartenjahr) festgestellt werden. Dies scheint die Tatsache widerzuspiegeln, dass sich die Verbesserung des Hörens und der Sprache bei sehr jung implantierten Kindern über mindestens 24 Monate erstreckt (Illg et al., 1999 (2); Lenarz et al., 1999). In Anbetracht der Operation im Alter von drei Jahren für Gruppe 2 und fünf Jahren für Gruppe 3 können somit kaum Wirkungen in Form unterschiedlicher Versorgungen bereits im Kindergarten gezeigt werden, so dass die Ergebnisse dieser Arbeit plausibel erscheinen und die Signifikanz für Gruppe 2 eher zufällig ist. Allerdings sind Kinder aus Gruppe 2 wesentlich seltener in Gehörlosenkindergärten als die der Gruppe 4, woraus sich die Entwicklung in Richtung Regeleinrichtung andeutet, die sich in der Schule fortsetzt (vgl. Abb. 3.16.). Im Rahmen dieser Studie wurde die Art des besuchten Kindergartens prä- und postoperativ nicht miteinander verglichen. Doch sind bei einzelnen Kindern Veränderungen bereits innerhalb kurzer Zeiträume nach der Implantation sichtbar (Bertram, 1995).

Die Ermittlung der Kosten für die unterschiedlichen Formen von Kindergärten ist kritisch zu betrachten. So wurden in dieser Studie die Kosten der Landesbildungszentren für Hörgeschädigte zugrunde gelegt. Diese leiten sich aus dem Pflegesatz (Durchschnitt für alle vier Zentren) und den abgerechneten Tagen her. Sie bilden jedoch nur die kombinierte Versorgung von Gehörlosen und Schwerhörigen ab. Unter Zuhilfenahme der bekannten Betreuungsverhältnisse konnten die Kosten für Gehörlose und Schwerhörige abgeschätzt werden. Schwieriger gestaltete sich die Ermittlung der Kosten für integrierte und Regelkindergärten. Hier wurden die für Schulen bekannten Kostenrelationen genutzt, um eine grobe Vorstellung der Kosten für integrierte und Regelkindergärten zu erhalten. Die Angaben von anderen Kindergärten wurden im Rahmen der Szenarienrechnung aufgenommen (vgl. Abschnitt 3.4). Diese Daten schwanken jedoch so stark, dass es schwer fällt, durch Vergleiche die Kosten zu plausibilisieren (vgl. Abschnitt 3.2.4).

Für Frühförderung und Kindergarten existieren bisher keine anderen Studien, mit denen die vorliegenden Ergebnisse verglichen werden können.

4.2.2 Schulischen Versorgung und Internat

Für die *schulische Versorgung* ergibt sich im Vergleich zum Kindergarten ein leicht verändertes Bild (vgl. Abb. 3.14. bis 3.18.). So sind erneut höchste Signifikanzen im Vergleich zwischen den Gruppen 1 und 4 zu sehen, welche vermutlich dem deutlichen Unterschied in der Entwicklung des Hörens und der Sprache zugeschrieben werden können. Es ist zu betonen, dass alle Kinder in Regel-, integrierten oder Schwerhörigeneinrichtungen untergebracht sind und kombinierte bzw. Gehörlosenschulen von Gruppe 1 nicht genutzt werden.

Auch für Gruppe 2 sind im Vergleich der Schulformen zu Gruppe 4 signifikante und sehr signifikante Unterschiede zu finden. Dies bestätigt den bereits weiter oben dargestellten Zusammenhang zwischen Hör- bzw. Sprachentwicklung und Nutzungsdauer des Cochlea-Implantates. Für diese im Alter von etwa drei Jahren operierten Kinder ist somit nach gut zweijähriger CI-Nutzung der Besuch der Regelschule 2,4-mal häufiger möglich als für Kinder mit Hörgeräten (Gruppe 4).

Die Vorteile in der schulischen Versorgung fallen für Gruppe 3 im Vergleich zu Gruppe 4 (Kinder mit Hörgeräten) so gering aus, dass keine signifikanten Differenzen existieren. Da nur Aussagen bis zum 12. Lebensjahr aufgrund des heutigen Alters der Kinder und der Gruppengröße möglich sind, bleibt eine potentielle spätere Entwicklung von Unterschieden abzuwarten.

Für Gruppe 4 stehen ausreichend Informationen zur Verfügung, um die gesamte Schulzeit vom ersten bis zum zehnten Schuljahr darstellen zu können (vgl. Abb. 3.18.). Hier ist deutlich, dass keine durchgängigen Trends hinsichtlich einer veränderten schulischen Versorgung zu sehen sind, sondern dass die Verteilung relativ konstant bleibt mit der Ausnahme der Regelbeschulung. Bei dieser sind sowohl eine starke Verringerung des Anteils in den ersten fünf Schuljahren als auch eine anschließende Zunahme zu sehen. Der erste Teil des Trends könnte damit erklärt werden, dass die Kinder, die im Regelkindergarten waren, auch in die Regelschule eingeschult werden (Anteil Regelversorgung im dritten Kindergartenjahr für Gruppe 4: 25 Prozent; Anteil Regelversorgung im ersten Schuljahr für Gruppe 4: 24 Prozent). Möglicherweise kommt es in den ersten Schuljahren der

Regelschule zu größeren Schwierigkeiten für viele Kinder mit Hörgerät, so dass sie in diesen Jahren zu Schwerhörigeneinrichtungen wechseln (Anstieg Anteil Schwerhörigenschule für Gruppe 4 vom 6. bis zum 11. Lebensjahr von 24 Prozent auf 50 Prozent). Hinsichtlich der anschließenden erneuten Zunahme des Anteils in der Regelschule ist zu vermuten, dass diese mit der relativ kleinen Gruppengröße zusammenhängt und zufälliger Natur ist.

Die Ergebnisse bestätigen die Resultate anderer Studien, die sich mit dem Hörvermögen jung implantierter Kinder befassen. Illg (1999) und Löhle (1997) weisen darauf hin, dass früh (unter 4 Jahren) implantierte Kinder die besten Fähigkeiten in der Entwicklung des Hör- und Sprachvermögens haben.

Ein Vergleich zu weiteren Studien lässt sich auch hier nur schwer ziehen aufgrund der geringen Anzahl der Studien sowie der unterschiedlichen Betrachtungswinkel. So werden die Ergebnisse von Francis et al. (1999) und Archbold et al. (1998) dahingehend bestätigt, dass generell ein Zusammenhang zwischen Implantationsalter und Schulversorgung besteht. Archbold zeigt weiterhin, dass Kinder, die vor ihrer Einschulung implantiert werden, zwei Jahre nach der Operation wesentlich häufiger Regelschulen besuchen, als dies für Kinder der Fall ist, die erst nach ihrer Einschulung implantiert werden. Der direkte Vergleich mit der vorliegenden Arbeit ist nicht möglich, da hier nur Kinder betrachtet werden, die vor Schulbeginn operiert wurden.

In Zusammenhang mit der Beschulung sei auch darauf hingewiesen, dass Kinder mit Hörgerät wesentlich häufiger in *Internaten* untergebracht sind als CI-versorgte Kinder. Aus Gruppe 1 ist kein Kind im Internat, von Gruppe 2 und 3 sind 9 bzw. 13 Prozent der Kinder im Internat, von Gruppe 4 dahingegen mehr als ein Drittel aller Kinder (36 Prozent). An dieser Stelle ist jedoch auch zu beachten, dass die Länge des Internatsaufenthalts stark variiert, so dass die durchschnittliche Dauer des Internatsaufenthalts bezogen auf die Schulzeit von zehn Jahren für die vier Gruppen ein uneinheitliches Bild ergibt (vgl. Tabelle 3.6.). Die Dauer des Internataufenthalts ist jedoch insgesamt so gering, dass sie kaum Auswirkungen auf das Kosten-Nutzen-Modell hat.

Hinsichtlich der Kosten für verschiedene Schulformen sind erneut einige Anmerkungen notwendig. So bildeten wieder die Kosten der vier Landesbildungszentren für Hörgeschädigte die Basis der Berechnung. Aus den Kosten für kombinierte Betreuung und aus den Klassengrößen wurden die Kosten für Gehörlosen- und Schwerhörigenbetreuung abgeleitet. Außerdem waren die durchschnittlichen Kosten für Regelbeschulung in Deutschland bekannt (Klein, 1999). Zur Abschätzung des Aufwandes für integrierte Versorgung wurde der Mittelwert der Kosten für Regel- und Schwerhörigenversorgung gebildet.

Grundsätzlich stellt sich an dieser Stelle die Frage nach der Art der Kosten, die in diese unterschiedlichen Quellen eingeflossen sind, und nach dem Betrachtungsjahr. Für beide Untersuchungen hinsichtlich der Kosten gilt, dass alle Kosten, also Personal-, Sach-, Investitions- und Instandhaltungskosten, erfasst wurden. Dadurch sind die Angaben der beiden Quellen ähnlich, dass Sonderschulen in Deutschland durchschnittlich DM 19.900 (Klein, 1999) bzw. die kombinierte Betreuung DM 24.261 (Landesrechnungshof, 1999) pro Schüler und Jahr kosten.

Allerdings betrachtet Klein (1999) die Kosten aus dem Jahr 1997, wohingegen die Angaben der Landesbildungszentren aus dem Jahr 1999 stammen.

Zum direkten Vergleich mit anderen Institutionen konnten lediglich Informationen aus Nürnberg genutzt werden. Für kombinierte Versorgung entstanden dort im Jahr 1999 Kosten in Höhe von DM 22.851 pro Kind und Schuljahr. Diese Zahl bestätigt die Höhe der Kosten der Landesbildungszentren und wird in ihrer Tendenz in der Szenarienrechnung aufgenommen (Szenario 2). Die Kosten für Internatsschüler ergeben sich aus Pflegesatz und abgerechneten Tagen. Der durchschnittliche Pflegesatz der Landesbildungszentren von DM 159,30 wurde von den Karl-Luhmann-Heimen in Osnabrück bestätigt. Dort beträgt der Pflegesatz DM 156,09. Informationen aus Nürnberg, Würzburg und Straubing wurden in den Szenarienbetrachtungen aufgegriffen.

Die bisherigen Ausführungen verdeutlichen die Problematik der Ermittlung der Kosten für die verschiedenen Schul- und Kindergartenformen bzw. für die Frühförderung bereits ansatzweise. Das Hauptproblem liegt in den unterschiedlichen Verantwortlichkeiten für die Einrichtungen. Diese unterscheiden sich von Bundesland zu Bundesland und von Schulträger zu Schulträger innerhalb eines Landes für die Schulen bzw. Frühförderung und von Kommune zu Kommune für Kindergärten.

Aus der angesprochenen Fragmentierung rührt auch die Tatsache, dass z.B. unterschiedliche Konzepte für die Beschulung bestehen. So sind einige Bundesländer auf dem Weg der möglichst weitgehenden Integration der hörgeschädigten Kinder weiter fortgeschritten (z.B. Schleswig-Holstein), während andere erst mit der Entwicklung des Integrationskonzeptes beginnen. Ähnliche Tendenzen der Integration sind u.a. in Großbritannien und den USA zu sehen. Die Auswirkungen auf die Kosten, die mit veränderten pädagogischen Konzepten einhergehen, lassen sich aus heutiger Sicht noch nicht quantifizieren.

Auf die Problematik der Erhebung der Schulkosten weisen auch O'Neill et al. (2000) und Koch et al. (1997) hin. Die detaillierte Abschätzung möglicher Einsparungen durch CI-Versorgung für die öffentliche Hand hängt entscheidend von den Kosten für die verschiedenen Schulformen ab, die in dieser Studie nur für ein Bundesland ermittelt wurden. Wünschenswert ist daher eine flächendeckende Ermittlung der Kosten, aus der sich für Deutschland repräsentative Werte ableiten lassen.

In diesem Zusammenhang sei auf ein weiteres Problem bei der Form der schulischen Versorgung hingewiesen. So ist es durchaus denkbar, dass Kinder, die in Gehörlosen- oder Schwerhörigeneinrichtungen untergebracht sind, nur schwerlich diese Einrichtungen verlassen, selbst wenn ihre Hör- und Sprachfähigkeiten dies zuließen. Zum einen kann dies am Willen des Kindes oder der Eltern liegen. Andererseits ist es auch möglich, dass diese Sondereinrichtungen für Gehörlose und Schwerhörige versuchen, die Kinder zu halten, die einmal dort versorgt wurden. Diese Gefahr besteht insofern, als immer weniger Kinder solche Einrichtungen besuchen (Landesrechnungshof, 1999). Möglicherweise versuchen diese Einrichtungen, die Anzahl der betreuten Kinder hoch zu halten, um nicht in die Verlustzone zu rutschen bzw. tief greifende strukturelle Veränderungen in Kauf nehmen zu müssen (Archbold et al., 1998). Um diese Hypothese untermauern zu können, ist eine longitudinale Studie notwendig, in welcher die individuellen Schulkarrieren hinsichtlich kritischer Punkte im Schulleben, wie z.B. der Wechsel von der Grund- zur weiterführenden Schule, detailliert untersucht werden.

Neben den Kosten darf keinesfalls der psychische bzw. soziale Aspekt außer Acht gelassen werden, der sich aus dem Besuch von Sondereinrichtungen für Kinder und deren Familien ergibt. Durch die häufig großen Entfernungen zwischen Gehörlosen- bzw. Schwerhörigeneinrichtungen und Wohnort, sind die Kinder zum einen ganztägig von ihren Familien getrennt. Außerdem können sie nicht am sozialen Umfeld des Wohnortes partizipieren. Dies wird durch den Internatsbesuch zusätzlich verstärkt und wirkt der angestrebten Integration Hörgeschädigter entgegen.

4.3 Zusammenfassung der Diskussion der Ergebnisse des Basismodells

Zusammenfassend ist festzustellen, dass eine sehr frühe Implantation, wie sie aus medizinischer Perspektive zur Nutzung der Plastizität des zentralauditorischen Systems befürwortet wird, gleichermaßen aus volkswirtschaftlicher Sicht begründet werden kann, da mehr als zwei Drittel der früh implantierten Kinder eine Regelschule besuchen. Die Versorgung dieser Kinder mit Cochlea-Implantat ist mit deutlich geringeren Kosten verbunden als die Hörgeräteversorgung, aber auch als die spätere CI-Versorgung. Es existiert also ein positives Kosten-Nutzen-Verhältnis für früh implantierte Kinder (Gruppe 1) im Vergleich zu allen drei anderen Gruppen. Eine spätere Versorgung führt für Kinder in Gruppe 2 zu signifikant besseren Ergebnissen in der Art der Schule als für Kinder aus Gruppe 4, ist also aus dieser Perspektive zu befürworten. Allerdings ist dieses positive Ergebnis mit einem negativen Kosten-Nutzen-Verhältnis der Gruppe 2 im Vergleich zur Hörgeräteversorgung verbunden (7 Prozent höhere Gesamtkosten). Die Versorgung prä- und perilingual ertaubter Kinder ab dem 4. Lebensjahr (Gruppe 3) ist vor dem Hintergrund dieser Studie sowohl durch die erzielten Ergebnisse in der Art der Beschulung als auch im Kontext der Gesamtkosten als ungünstig einzustufen, da die schulische Versorgung dieser Kinder derjenigen Versorgung der Kinder mit Hörgeräten entspricht und sich wesentlich höhere Gesamtkosten (um 11 Prozent) ergeben als für die Kinder mit Hörgeräten. An dieser Stelle ist jedoch anzumerken, dass die Effektivität der CI-Versorgung im Hinblick auf die Entwicklung des Hörens und der Sprache in dieser Studie nicht untersucht wurde. Daher können mögliche Unterschiede dieser medizinischen Kriterien zwischen den Gruppen 3 und 4 nicht beurteilt werden.

4.4 Diskussion des erweiterten Modells

Die Veränderung des Betrachtungshorizonts vom Individuum zum deutschlandweiten Kollektiv hat gezeigt, dass es zur Verringerung der Gesamtkosten für die Versorgung kongenital tauber und prä- bzw. perilingual ertaubter Kinder durch verstärkten CI-Einsatz kommen kann. Die Einsparungen betrügen DM 16 Mio., sofern 80 Prozent der bisher nicht implantierten Kinder vor ihrem zweiten Lebensjahr mit einem Cochlea-Implantat versorgt würden. Diese Versorgung führt zur Mehrbelastung der Krankenkassen in Höhe von DM 14 Mio. und zu Einsparungen der öffentlichen Hand in der pädagogischen Versorgung in Höhe von DM 30 Mio. Doch sind diese Größen kritisch zu betrachten. Zum einen budgetieren die Krankenkassen heute die Anzahl der pro Jahr möglichen Cochlea-Implantationen, um die daraus entstehenden Kosten zu kontrollieren. Diese Budgetierung müsste die Höhe der pro Jahr taub geborenen Kinder stärker berücksichtigen. Andererseits ist aus heutiger Sicht an Kliniken und Rehabilitationszentren nicht die Kapazität für eine derart hohe Anzahl von CI-Versorgungen pro Jahr gegeben, so dass nur eine schrittweise Ausweitung der Anzahl von Implantationen möglich ist.

Eine weitere Fragestellung beschäftigt sich mit der Erweiterung der heutigen Indikation für Cochlea-Implantationen auf Kinder mit Hörresten. Dieser Aspekt kann hinsichtlich der entstehenden Kosten in der vorliegenden Studie nicht aufgenommen werden, da sich für Kinder mit Hörresten erneut die Frage nach der Nutzung verschiedener Schulformen stellt. Die hier untersuchten Kinder mit Hörgeräten waren taub bzw. resthörig und somit bereits im Sinne der bisherigen Indikation mögliche CI-Träger. Wie sich die schulische Versorgung resthöriger Kinder darstellt, wurde nicht betrachtet. Daher ist keine Abschätzung der Kosten für die pädagogische Versorgung dieser Kinder möglich. Es ist jedoch davon auszugehen, dass das Einsparungspotential geringer ausfällt als es hier im Vergleich der Gruppen 1 und 4 aufgezeigt wurde.

Aufgrund der mangelnden Durchführbarkeit der Erweiterung des Modells auf eine *lebenslängliche Betrachtung* wird an dieser Stelle auf den Stand der Literatur eingegangen.

So untersuchten Dauman et al. (2000) u.a. den Zusammenhang zwischen Beschäftigungssituation und Form der Kommunikation sowie Art des Ausbildungsabschlusses für erwachsene Patienten, die bereits in früher Kindheit mittelgradig oder hochgradig schwerhörig bzw. gehörlos waren. Er konnte einen Zusammenhang zwischen Art des Ausbildungsabschlusses (professional degree, non-professional degree, no degree) und Beschäftigungssituation (stable occupation, unstable occupation, unemployed) dahingehend aufzeigen, dass die Rate der Arbeitslosigkeit bei Patienten mit „professional degree" nur 25 Prozent betrug, während sie bei 90 und 36 Prozent für Patienten mit „non-professional degree" bzw. „ohne Abschluss" lag. Allerdings ließ sich keine Verbindung zwischen Form der Kommunikation, Grad der Hörschädigung und Beschäftigungssituation herstellen.

In den Studien über postlingual ertaubte Erwachsene zeigt Hogan (1997, 1999), dass CI-versorgte Erwachsene über ein höheres Einkommen verfügen und dass eine höhere Beschäftigungsquote für diese existiert als dies für stark schwerhörige

Erwachsene mit Hörgerät der Fall ist. Allerdings sind diese Aussagen erst nach Anpassung der Daten an die Variablen Alter, Geschlecht und Qualifikation möglich. Weiterhin erfolgte die Einteilung in die fünf Gruppen „nicht taub", „grenzwertig schwerhörig", „moderat schwerhörig", „stark schwerhörig" und „CI-versorgt" durch die Patienten in einem Fragebogen, ist also subjektiv und nicht direkt vergleichbar mit medizinischen Messungen bzw. Beurteilungen. Zusammenfassend stellt Hogan fest, dass der Grad der Schwerhörigkeit ein Parameter von vielen ist, mit dem die Einkommenshöhe von ertaubten Erwachsenen zusammenhängt.

Auch Parving u. Christensen (1993) finden einen Zusammenhang zwischen Hörschädigung und Beschäftigungsquote. Allerdings werden in dieser Studie Hörgeschädigte mit Normalhörenden verglichen. Es lag keine statistische Signifikanz zwischen dem Grad der Hörschädigung und der Beschäftigungsquote vor.

Kasen et al. (1990) verdeutlichen in ihrer Studie den Einfluss der Regelbeschulung auf die Partizipation an einer weiterführenden Ausbildung, weisen aber darauf hin, dass die sozioökonomische Situation der Eltern der tauben Kinder eine entscheidende Größe hinsichtlich der Wahl der Schulform darstellt.

Es wird deutlich, dass bisher kein unmittelbarer Zusammenhang zwischen Grad der Schwerhörigkeit und Beschäftigungssituation bzw. der Einkommenshöhe dargestellt wurde. Doch lassen sich aus den beschriebenen Abhängigkeiten Schlüsse ziehen, mit Hilfe welcher Faktoren sich die Erwerbssituation von Hörgeschädigten in künftigen Studien detaillierter untersuchen lässt. Die Logik stellt sich wie folgt dar.

Kasen et al. (1990) stellen den Zusammenhang zwischen Regelbeschulung und beruflicher Qualifikation dar. Diese Aussage wird indirekt auch von Dauman et al. (2000) gestützt, welcher weiterhin die Verbindung zwischen Qualifikation und Beschäftigungssituation darstellt. Es lässt sich also die Schlussfolgerung ziehen, dass die Art der Schulform von stark schwerhörigen und tauben Kindern ein Indikator für die spätere Beschäftigungssituation ist. Zu beachten sind jedoch die sozioökonomischen Gegebenheiten, in welchen die Kinder aufwachsen, das Geschlecht sowie das Alter für die verschiedenen Abschnitte der Erwerbstätigkeit.

Somit ist für die in dieser Studie betrachteten Kinder zu erwarten, dass der für die Gruppen 1 und 2 im Vergleich zu Gruppe 4 wesentlich höhere Anteil der Kinder in Regelschulen zu höheren Qualifikationen und besserer Beschäftigungssituation führen wird. Daraus ließen sich Konsequenzen für die Kostenträger ableiten. So wirken sich die Einkommenshöhe und die Beschäftigungsquote auf die Beiträge an Krankenkassen, Pflege- sowie Rentenversicherung und die Höhe der Lohn- bzw. Einkommensteuer aus. Neben den bisher betrachteten Erstattungen durch die Krankenkassen könnten also auch Rückflüsse in der lebenslänglichen Betrachtung eingeschlossen werden. Diese Rückflüsse werden aus Sicht der öffentlichen Hand durch die Höhe der Lohn- und Einkommensteuer abgebildet, die den Kosten für die pädagogische Versorgung gegenübergestellt werden könnten. Es ist zu vermuten, dass dadurch das für Gruppe 1 bereits dargestellte positive Kosten-Nutzen-Verhältnis sich weiter verbessert im Vergleich zu Gruppe 4 und dass möglicherweise durch diese lebenslange Betrachtung auch für Gruppe 2 ein positives Kosten-Nutzen-Verhältnis nachweisbar wird.

Für zukünftige Studien empfiehlt sich somit die detaillierte Erfassung und Auswertung der beschriebenen Parameter, um daraus Aussagen über die Konsequenzen für die verschiedenen Kostenträger ableiten zu können.

5 Zusammenfassung und Ausblick

In dieser Studie konnte ein positives Kosten-Nutzen-Verhältnis für kongenital taube und prä- und perilingual ertaubte Kinder mit Cochlea-Implantat im Vergleich zur Hörgeräteversorgung nachgewiesen werden. Dies gilt für Kinder, die im ersten und zweiten Lebensjahr implantiert werden. Hier übersteigen die Einsparungen in den Kosten der pädagogischen Versorgung die durch die Implantation verursachten zusätzlichen Aufwendungen. Für Kinder, die im dritten und vierten Lebensjahr mit einem Cochlea-Implantat versorgt werden, konnten signifikante Unterschiede in der Nutzung verschiedener Schulformen im Vergleich zu Kindern mit Hörgeräten festgestellt werden. Allerdings werden die so verursachten Einsparungen durch höhere Kosten der medizinischen Versorgung überkompensiert, so dass sich ein leicht negatives Kosten-Nutzen-Verhältnis ergibt. Für Kinder der Gruppe 3, die im Alter von 4 bis 6,9 Jahren implantiert wurden, konnten keine statistisch signifikanten Unterschiede in der schulischen Versorgung verglichen mit HG-versorgten Kindern nachgewiesen werden. Es existiert ein negatives Kosten-Nutzen-Verhältnis.

Es lässt sich folgern, dass Cochlea-Implantate aus volkswirtschaftlicher Sicht sowohl kostengünstiger sind als auch zu verbesserten Ergebnissen in der schulischen Versorgung führen, sofern eine Implantation in den ersten beiden Lebensjahren durchgeführt wird. Die Implantation im dritten und vierten Lebensjahr ist aus Sicht der schulischen Ergebnisse sinnvoll, doch sind die Kosten kritisch zu bewerten. Die CI-Versorgung prä- und perilingual ertaubter Kinder ab dem fünften Lebensjahr ist vor dem Hintergrund dieser Kosten-Nutzen-Analyse als ungünstig einzustufen.

Die geschilderten Vorteile lassen sich jedoch nur realisieren, wenn zukünftig das Gesamtwohl hörgeschädigter Kinder bei allen Kostenträgern in den Vordergrund gestellt wird. Um dieses zu erreichen, müssen öffentliche Hand und Krankenkassen sich von der auf ihre Bereiche beschränkten Sichtweise lösen. Die großen Einsparungen, die im Bereich der schulischen Versorgung durch Cochlea-Implantationen möglich scheinen, können nur realisiert werden, wenn die Krankenkassen bereit sind, eine größere Anzahl von Implantationen bei Kindern zu tragen. Es muss also zu einer gemeinsamen Initiative beider Kostenträger kommen, um diese Ergebnisse anzustreben.

Neben dem Implantationsalter hängt das Kosten-Nutzen-Verhältnis von zwei weiteren Treibern ab, den entstehenden Kosten für die Implantation und dem Operationsergebnis, also die Performance. Die Kosten können reduziert werden, wenn die betroffenen Prozesse in den CI-Zentren optimal ausgerichtet, also die organisatorischen Voraussetzungen für schnelle, reibungslose Abläufe geschaffen werden. Das Operationsergebnis hängt zum großen Teil von der Erfahrung des CI-Teams ab. Der Lerneffekt, der durch die Versorgung vieler Patienten erzielt werden kann, ist beispielhaft im Vergleich weniger Operateure zu sehen (Abb. 5.1., Korrelationskoeffizient 0,86), trifft jedoch für das gesamte CI-Team zu.

Diese Zusammenhänge zwischen Kosten und Prozessen sowie Operationsergebnis und Erfahrung verdeutlichen die Notwendigkeit, Cochlea-Implantationen an großen CI-Zentren durchzuführen. Nur eine große Zahl von CI-Patienten ermöglicht die Optimierung der Prozesse für diese spezielle Behandlungsmethode, die Weiterentwicklung innovativer Technologien sowie die Nutzung von Lerneffekten durch Erfahrung.

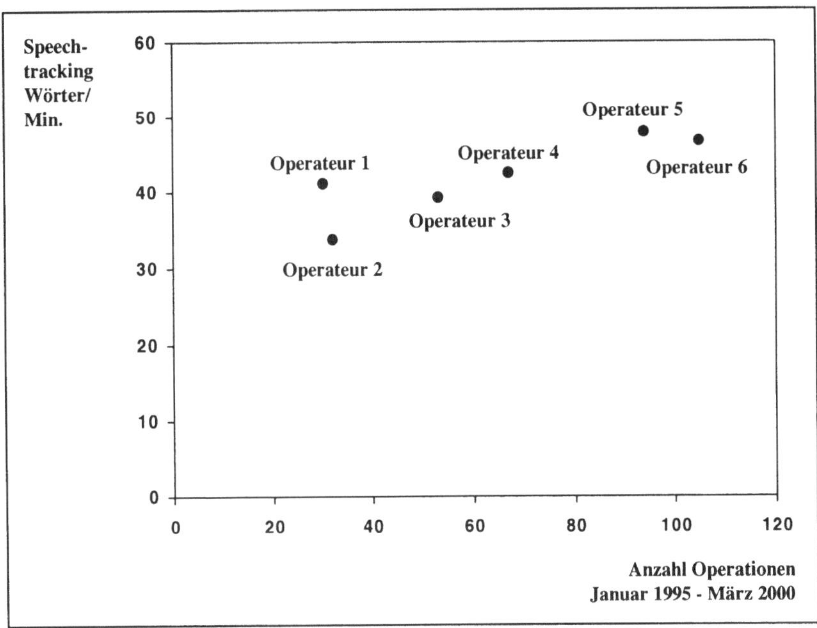

Abb. 5.1. Zusammenhang zwischen Erfahrung und Operationsergebnis

6 Anhang

6.1 Ergebnisse der Auswertung der indirekten Kosten

Die Darstellung der Ergebnisse der Auswertung der Fragebogen erfolgt nacheinander für Fahrkosten, Hotelkosten, Kosten für Haushaltshilfe und Verdienstausfall. Dabei wird jeweils differenziert nach den vier Gruppen und der CI-Voruntersuchung, der CI-Operation und der Rehabilitation. Für Nachuntersuchung entstehen lediglich Fahrkosten.

In Tabelle 6.1. ist die Höhe der *Fahrkosten* und der Standardabweichungen (in Klammern) in DM für die Gruppen 1 bis 4 und als Mittelwert pro medizinischer Behandlung dargestellt.

Es fällt auf, dass die Fahrkosten im Zusammenhang mit der Nachuntersuchung gering ausfallen. Dies lässt sich dadurch erklären, dass ein Teil der Eltern die Kosten beziffert hat, die für den Transport zwischen Rehabilitationszentrum und Medizinischer Hochschule innerhalb von Hannover entstehen. Als Durchschnitt über alle vier Gruppen und die vier Behandlungen ergeben sich DM 200.

Die Krankenkassen übernehmen in der Regel die Fahrkosten abzüglich des Eigenanteils von DM 50 für Hin- und Rückfahrt, sofern die Fahrt mit einem stationären Aufenthalt verbunden ist. Die Analyse der Fragebogen hat ergeben, dass in 60 Prozent der Fälle sogar die Kosten im Zusammenhang mit der ambulanten Nachuntersuchung von der Krankenkasse getragen wurden. Außerdem wurde der Eigenanteil nur selten eingefordert; es kam zur Erstattung der vollen Kosten. Insgesamt wurden die Fahrkosten in 63 Prozent aller Fälle übernommen. Vereinfachend wird in dieser Studie davon ausgegangen, dass die Kassen Kosten in Höhe von DM 200 für die Fahrten zu Voruntersuchung, Operation und Rehabilitation für alle Kinder tragen.

Tabelle 6.1. Fahrkosten in DM

Medizinische Behandlung	Gruppe 1	Gruppe 2	Gruppe 3	Gruppe 4	Durchschnitt
Voruntersuchung	280 (270)	220 (160)	230 (210)	140 (210)	230
Operation	240 (190)	280 (240)	210 (200)	k. A.	240
Rehabilitation	220 (150)	200 (150)	200 (170)	k. A.	200
Nachuntersuchung	110 (120)	130 (150)	140 (260)	k. A.	130

Tabelle 6.2. Hotelkosten in DM

Medizinische Behandlung	Gruppe 1	Gruppe 2	Gruppe 3	Gruppe 4	Durchschnitt
Voruntersuchung	70 (190)	50 (110)	10 (50)	30 (100)	40
Operation	50 (120)	50 (170)	40 (130)	k. A.	40
Rehabilitation	0	10 (30)	10 (40)	k. A.	0

Im Rahmen der Voruntersuchung, der Operation und der Rehabilitation besteht das Angebot, dass jeweils ein Elternteil beim Kind im Krankenhaus bzw. im Rehabilitationszentrum schlafen kann. Somit wird die Nutzung eines *Hotels* für Übernachtungen in Hannover nur in zwei Fällen notwendig. Entweder begleiten beide Elternteile das Kind. Oder das eine Elternteil zieht die Übernachtung im Hotel dem vorhandenen Angebot des Krankenhauses bzw. Rehabilitationszentrums vor. Die in diesem Zusammenhang entstehenden Kosten sind in Tabelle 6.2. als Mittelwerte mit Standardabweichungen in DM zu sehen.

Es wird deutlich, dass die Kosten für Gruppen 1 und 2 bei Voruntersuchung und Operation höher ausfallen. Die Vermutung liegt nahe, dass diese jüngeren Kinder häufiger von beiden Eltern begleitet werden, besonders zur Voruntersuchung. Es ist kein Zusammenhang zwischen der Länge der stationären Aufenthalte (Voruntersuchung: 2,31 Tage, Operation: 8,95 Tage, Rehabilitation: maximal 5 Tage) und der Höhe der Kosten zu sehen. Für Hotelkosten gibt es keine einheitliche Regelung zur Erstattung bei den Krankenkassen. In dieser Studie wurden die Kosten bei knapp einem Drittel der Fälle von der Krankenkasse übernommen. Aufgrund der sehr geringen Beträge (gesamter Durchschnitt in Höhe von DM 20) werden die Hotelkosten nicht in die weiteren Betrachtungen dieser Studie aufgenommen.

Tabelle 6.3. Kosten für Haushaltshilfe in DM

Medizinische Behandlung	Gruppe 1	Gruppe 2	Gruppe 3	Gruppe 4	Durchschnitt
Voruntersuchung	40 (150)	20 (90)	70 (380)	0	40
Operation	100 (340)	20 (90)	30 (160)	k. A.	40
Rehabilitation	20 (90)	40 (150)	30 (130)	k. A.	0

Die Höhe der Kosten (in DM) für eine *Haushaltshilfe* ist in Tabelle 6.3. dargestellt (Mittelwerte und Standardabweichung in Klammern).

Die hohen Standardabweichungen im Vergleich zu den Mittelwerten deuten darauf hin, dass nur wenige Eltern (zwischen null und 15 Prozent) eine Haushalthilfe während der Krankenhausaufenthalte beanspruchen. Auch hier ist kein Zusammenhang zwischen der Länge des stationären Aufenthaltes und der Höhe der Kosten festzustellen. Die Kosten für Haushaltshilfen zur Betreuung von Kindern werden von den Krankenkassen zu festen Sätzen übernommen (zwischen DM 11,25 und DM 14,00 pro Stunde in Abhängigkeit der Anzahl der zu betreuenden Kinder). In dieser Studie gaben 60 Prozent der Eltern an, dass die Kosten erstattet wurden. Aufgrund der geringen Durchschnittskosten in Höhe von DM 30 pro Aufenthalt in Hannover werden auch die Kosten für Haushaltshilfe nicht in die Gesamtanalyse einbezogen.

Der letzte indirekte Kostenblock umfasst die Kosten, die durch den *Verdienstausfall* der Eltern entstehen, während sie ihr Kind im Krankenhaus begleiten. Die Krankenkassen übernehmen die Erstattung des Verdienstausfalls in Höhe des Krankengeldes (90 Prozent des Nettolohnes). Einige Eltern nutzen unbezahlte Urlaubstage, die als Kosten (richtig: Opportunitätskosten) für diese Eltern angesehen wurden. Häufig werden jedoch reguläre Urlaubstage genommen, so dass es nicht zum Verdienstausfall kommt. Die Angaben aus den Fragebogen zu dieser Art der Kosten sind Tabelle 6.4. zu entnehmen (Mittelwerte und Standardabweichungen in DM).

Auch hier geben die hohen Standardabweichungen einen Hinweis darauf, dass relativ wenigen Eltern (zwischen 3 und 27 Prozent) ein Verdienstausfall entsteht. In 72 Prozent der Fälle wurde dieser von den Krankenkassen übernommen. Allerdings werden auch hier die durchschnittlichen Kosten von DM 80 pro Behandlung in Hannover aufgrund der geringen Höhe nicht in die weitere Betrachtung einbezogen.

Von den vier betrachteten indirekten Kostenblöcken werden nach dieser Analyse nur die Fahrkosten in das Gesamtmodell einbezogen. Diese betragen DM 200 für die Voruntersuchung, die Operation und pro Woche am Rehabilitationszentrum und werden von der Krankenkasse erstattet.

Tabelle 6.4. Kosten durch Verdienstausfall in DM

Medizinische Behandlung	Gruppe 1	Gruppe 2	Gruppe 3	Gruppe 4	Durchschnitt
Voruntersuchung	180 (1.000)	50 (140)	130 (460)	60 (280)	110
Operation	k. A.	40 (160)	300 (920)	k. A.	130
Rehabilitation	k. A.	30 (120)	130 (450)	k. A.	60

6.2 Fragebogen

6.2.1 Fragebogen für die Gruppen 1 bis 3

BASISINFORMATIONEN

1. Nachname des Kindes: _______________________________

2. Vorname des Kindes: _______________________________

3. Straße und Hausnummer: _______________________________

4. Postleitzahl und Wohnort: _______________________________

5. Geburtsdatum des Kindes: _______________________________

6. Alter des Kindes bei Ertaubung:

    ☐ seit Geburt

    ☐ seit _________ Jahre _________ Monate

7. Welche anderen Behinderungen hat Ihr Kind? (Bitte ankreuzen)

    ☐ Keine

    ☐ Motorische

    ☐ Geistige

    ☐ Andere: _________________

8. Haben Sie ein weiteres Kind mit Hörschädigung? Wenn ja, welche Versorgung hat es erhalten? (Bitte ankreuzen)

    Nein ☐

    Ja ☐   Hörgeräte ☐   CI ☐

9. Haben Sie weitere Kinder ohne Hörschädigung? (Bitte ankreuzen)

    Nein ☐

    Ja ☐

FRÜHFÖRDERUNG

10. In welchem Alter hat Ihr Kind Frühförderung (z. B. Hausspracherziehung, Eltern-Kind-Kurse) erhalten? (Bitte geben Sie das Alter des Kindes bei Beginn und Ende der Frühförderung an)

    Von: _____________ Jahre _____________ Monate

    Bis: _____________ Jahre _____________ Monate

HÖRGERÄTEVERSORGUNG VOR DER CI-VERSORGUNG

11.   Wie alt war Ihr Kind, als es zum ersten Mal mit einem Hörgerät versorgt wurde?

_______________ Jahre   _____________ Monate

12.   Wurde Ihr Kind nur einseitig oder beidseitig versorgt? (Bitte ankreuzen)

Nur einseitig ☐

Beidseitig ☐

13.   Hat Ihr Kind eine zweite Versorgung erhalten vor der CI-Versorgung? (Bitte ankreuzen) Wenn ja,
in welchem Alter?

Nein ☐

Ja ☐   _______________ Jahre _____________ Monate

CI-VORUNTERSUCHUNG

14.   Wie alt war Ihr Kind zur Zeit der Voruntersuchung in der MHH?

_______________ Jahre _____________ Monate

15.   Welche Kosten sind Ihnen in welcher Höhe im Rahmen der <u>Voruntersuchung</u> entstanden?
(Bitte ankreuzen und bitte tragen Sie auch die erstatteten Kosten ein)

<u>Art der Kosten</u>	<u>Entstandene Kosten</u>	<u>Höhe der Kostenübernahme durch</u>	
		<u>Krankenkasse</u>	<u>Eltern</u>
Fahrkosten	☐————— DM	☐————— DM	☐————— DM
Hotelkosten	☐————— DM	☐————— DM	☐————— DM
Haushaltshilfe	☐————— DM	☐————— DM	☐————— DM
Verdienstausfall (AU-Tage für ein Elternteil)	☐————— DM	☐————— DM	☐————— DM

ERSTE CI-OPERATION

16.   Wie alt war Ihr Kind zur Zeit der ersten CI-Operation in der MHH?

_______________ Jahre _____________ Monate

17.   Welche Kosten sind Ihnen in welcher Höhe im Rahmen der <u>ersten Operation</u> entstanden?
(Bitte ankreuzen und bitte tragen Sie auch die erstatteten Kosten ein)

<u>Art der Kosten</u>	<u>Entstandene Kosten</u>	<u>Höhe der Kostenübernahme durch</u>	
		<u>Krankenkasse</u>	<u>Eltern</u>
Fahrkosten	☐————— DM	☐————— DM	☐————— DM
Hotelkosten	☐————— DM	☐————— DM	☐————— DM
Haushaltshilfe	☐————— DM	☐————— DM	☐————— DM
Verdienstausfall (AU-Tage für ein Elternteil)	☐————— DM	☐————— DM	☐————— DM

BASIS-REHABILITATION AM CIC

18. Wieviele Wochen war Ihr Kind insgesamt zur Basis-Rehabilitation im CIC?

    _______________ Wochen

19. Welche Kosten sind Ihnen in welcher Höhe im Rahmen <u>einer Woche Basis-Rehabilitation</u> entstanden?
    (Bitte tragen Sie auch die erstatteten Kosten ein)

<u>Art der Kosten</u>	<u>Entstandene Kosten</u>	<u>Höhe der Kostenübernahme durch</u>	
		<u>Krankenkasse</u>	<u>Eltern</u>
Fahrkosten	☐_______ DM	☐_______ DM	☐_______ DM
Hotelkosten	☐_______ DM	☐_______ DM	☐_______ DM
Haushaltshilfe	☐_______ DM	☐_______ DM	☐_______ DM
Verdienstausfall	☐_______ DM	☐_______ DM	☐_______ DM
(AU-Tage für ein Elternteil)			

MEDIZINISCHE NACHUNTERSUCHUNGEN

20. Welche medizinischen Nachuntersuchungstermine im Anschluß an die Implantation haben Sie in der
    MHH wahrgenommen? (Bitte ankreuzen)

    3 Monate nach Implantation ☐

    6 Monate nach Implantation ☐

    12 Monate nach Implantation ☐

    18 Monate nach Implantation ☐

    24 Monate nach Implantation ☐

    Einmal pro Jahr ab dem 3 Jahr ☐

    Häufiger: _______________ ☐

21. Welche Kosten sind Ihnen in welcher Höhe im Rahmen <u>einer Nachuntersuchung</u> entstanden?
    (Bitte ankreuzen und bitte tragen Sie auch die erstatteten Kosten ein)

<u>Art der Kosten</u>	<u>Entstandene Kosten</u>	<u>Höhe der Kostenübernahme durch</u>	
		<u>Krankenkasse</u>	<u>Eltern</u>
Fahrkosten	☐_______ DM	☐_______ DM	☐_______ DM
Hotelkosten	☐_______ DM	☐_______ DM	☐_______ DM
Haushaltshilfe	☐_______ DM	☐_______ DM	☐_______ DM
Verdienstausfall	☐_______ DM	☐_______ DM	☐_______ DM
(AU-Tage für ein Elternteil)			

- 5 -

ERSATZTEILVERSORGUNG CI

22.   Welche Teile des CI haben Sie bereits wie häufig ersetzt? (Bitte kreuzen Sie das Fabrikat an. Die mittlere Spalte bezieht sich auf beide Fabrikate)

<u>Clarion</u> ☐	<u>Häufigkeit des Ersetzens</u>	<u>Nucleus</u> ☐
Mikrofon (headpiece)	seltener als einmal pro Jahr ☐ einmal pro Jahr ☐ häufiger als einmal pro Jahr ☐	Mikrofon
Überträgerkabel (Mikrofon - Sprachpr.)	zweimal pro Jahr oder seltener ☐ dreimal bis fünfmal pro Jahr ☐ sechsmal im Jahr oder häufiger ☐	Kurzes Kabel (Mikrofon - Spule)
	zweimal pro Jahr oder seltener ☐ dreimal bis fünfmal pro Jahr ☐ sechsmal im Jahr oder häufiger ☐	Langes Kabel (Mikrofon - Sprachpr.)
Akkus (Batterien)	einmal pro Jahr oder seltener ☐ häufiger als einmal pro Jahr ☐	Akkus (Batterien)
Tasche, Gurt	einmal pro Jahr oder seltener ☐ zweimal bis viermal pro Jahr ☐ häufiger als viermal pro Jahr ☐	Tasche, Gurt
Batteriefach	seltener als zweimal pro Jahr ☐ zweimal pro Jahr ☐ häufiger als zweimal pro Jahr ☐	Batteriefach
	seltener als zweimal pro Jahr ☐ zweimal pro Jahr ☐ häufiger als zweimal pro Jahr ☐	Spule

23.   Besitzen Sie eine FM-Anlage/Mikroport-Anlage? (Bitte ankreuzen)

Nein ☐

Ja ☐

24.   Besitzen Sie eine Lichtsignalanlage für Haustürklingel und/oder Telefon? (Bitte ankreuzen)

Nein ☐

Ja ☐

25.   Besitzen Sie einen Lichtwecker? (Bitte ankreuzen)

Nein ☐

Ja ☐

26.   Wer hat die Kosten für Ersatzteile und Anlagen übernommen? (Bitte ankreuzen)

Krankenkasse   ☐
Eltern   ☐
Andere:___________

ZUSÄTZLICHE FÖRDERUNG

27.   Welche Förderung zusätzlich zur Frühförderung, zur Reha im CIC und zur schulischen Förderung hat
Ihr Kind hinsichtlich seiner Schwerhörigkeit/Taubheit mit welchem Alter erhalten? (Bitte kreuzen Sie
alle Lebensjahre an, in denen die Förderung für mindestens 6 Monate pro Jahr in Anspruch genommen
wurde. Bitte ergänzen Sie ggf. andere Therapien)

Lebensjahr des Kindes	Logopädische Therapie	Ergo-/ Physiotherapie	Andere Therapie: ___________
0 bis 1 Jahr	☐	☐	☐
1 bis 2 Jahre	☐	☐	☐
2 bis 3 Jahre	☐	☐	☐
3 bis 4 Jahre	☐	☐	☐
4 bis 5 Jahre	☐	☐	☐
5 bis 6 Jahre	☐	☐	☐
6 bis 7 Jahre	☐	☐	☐
7 bis 8 Jahre	☐	☐	☐
8 bis 9 Jahre	☐	☐	☐
9 bis 10 Jahre	☐	☐	☐
10 bis 11 Jahre	☐	☐	☐
11 bis 12 Jahre	☐	☐	☐
12 bis 13 Jahre	☐	☐	☐
13 bis 14 Jahre	☐	☐	☐
14 bis 15 Jahre	☐	☐	☐
15 bis 16 Jahre	☐	☐	☐

28.   Wer hat diese Kosten übernommen? (Bitte ankreuzen)

Krankenkasse   ☐
Eltern   ☐
Andere:___________

ART DES KINDERGARTENS UND DER SCHULE/SCHULKLASSE

29.   Wieviele Jahre war Ihr Kind im Kindergarten?

_______________ Jahre

30. Welche Art von Betreuung hat Ihr Kind im Kindergarten und in der Schule/Schulklasse erhalten?
     (Bitte ankreuzen)

Lebensjahr des Kindes	Gehörlosen-Kindergarten/-schulklasse	Kombinierte(r) Gehörlosen- und Schwerhörigen-Kindergarten/-schulklasse	Schwerhörigen-Kindergarten/-schulklasse	Integrierte(r) Kindergarten/-schulklasse	Regel-kindergarten/-schulklasse
2 bis 3 Jahre	❑	❑	❑	❑	❑
3 bis 4 Jahre	❑	❑	❑	❑	❑
4 bis 5 Jahre	❑	❑	❑	❑	❑
5 bis 6 Jahre	❑	❑	❑	❑	❑
6 bis 7 Jahre	❑	❑	❑	❑	❑
7 bis 8 Jahre	❑	❑	❑	❑	❑
8 bis 9 Jahre	❑	❑	❑	❑	❑
9 bis 10 Jahre	❑	❑	❑	❑	❑
10 bis 11 Jahre	❑	❑	❑	❑	❑
11 bis 12 Jahre	❑	❑	❑	❑	❑
12 bis 13 Jahre	❑	❑	❑	❑	❑
13 bis 14 Jahre	❑	❑	❑	❑	❑
14 bis 15 Jahre	❑	❑	❑	❑	❑
15 bis 16 Jahre	❑	❑	❑	❑	❑

31. Wie groß ist die Entfernung zwischen Ihrem Wohnort und den Kindergärten, die Ihr Kind
     besucht hat? Welches Transportmittel hat Ihr Kind genutzt?

	Gehörlosen-Kindergarten/-schulklasse	Kombinierte(r) Gehörlosen- und Schwerhörigen-Kindergarten/-schulklasse	Schwerhörigen-Kindergarten/-schulklasse	Integrierte(r) Kindergarten/-schulklasse	Regel-kindergarten/-schulklasse
Entfernung zum Wohnort	ca.______km	ca.______km	ca.______km	ca.______km	ca.______km
Transportmittel	Bus ❑ Taxi ❑ Eltern ❑	Bus ❑ Taxi ❑ Eltern ❑	Bus ❑ Taxi ❑ Eltern ❑	Bus ❑ Taxi ❑ Eltern ❑	Bus ❑ Taxi ❑ Eltern ❑

32. Wie groß ist die Entfernung zwischen Ihrem Wohnort und den Schulen, die Ihr Kind besucht hat?
     Welches Transportmittel hat Ihr Kind genutzt?

	Gehörlosen-Kindergarten/-schulklasse	Kombinierte(r) Gehörlosen- und Schwerhörigen-Kindergarten/-schulklasse	Schwerhörigen-Kindergarten/-schulklasse	Integrierte(r) Kindergarten/-schulklasse	Regel-kindergarten/-schulklasse
Entfernung zum Wohnort	ca.______km	ca.______km	ca.______km	ca.______km	ca.______km
Transportmittel	Bus ❑ Taxi ❑ Eltern ❑	Bus ❑ Taxi ❑ Eltern ❑	Bus ❑ Taxi ❑ Eltern ❑	Bus ❑ Taxi ❑ Eltern ❑	Bus ❑ Taxi ❑ Eltern ❑

33.   War Ihr Kind während seiner Schulzeit in einem Internat untergebracht? (Bitte ankreuzen)
      Wenn ja, wieviele Jahre?

          Nein ☐
          Ja   ☐   ____________ Jahre

34.   Welche Art der weiterführenden Ausbildung besucht Ihr Kind bzw. strebt es/streben Sie für es an?

Art der Ausbildung	Regeleinrichtung	Behinderten-/ Hörgeschädigten- einrichtung
Berufsausbildung/Lehre	☐	☐
Studium (Uni, Fachhochschule)	☐	☐
Andere: _______________	☐	☐

SONSTIGE KOSTEN

35.   Welche sonstigen Kosten sind Ihnen in Verbindung mit der Taubheit bzw. Schwerhörigkeit Ihres
      Kindes in welcher Höhe entstanden?

      ____

      ____

      ____

      ____

      ____

      ____

36.   Wer hat/Welche Kostenträger haben diese Kosten in welcher Höhe übernommen?

      ____

      ____

      ____

      ____

      ____

      ____

WEITERE ANMERKUNGEN

73.   Hier haben Sie Platz für aus Ihrer Sicht wichtige Anmerkungen zu oben gestellten Fragen
       bzw. Kosten im Rahmen der Schwerhörigkeit Ihres Kindes

Vielen Dank für das Ausfüllen des Fragebogens

6.2.2 Fragebogen für Gruppe 4

BASISINFORMATIONEN

1. Nachname des Kindes:_______________________________

2. Vorname des Kindes: _______________________________

3. Straße und Hausnummer: _______________________________

4. Postleitzahl und Wohnort: _______________________________

5. Geburtsdatum des Kindes: _______________________________

6. Alter des Kindes bei Ertaubung bzw. hochgradiger Schwerhörigkeit:

   ☐ seit Geburt

   ☐ _______ Jahre _______ Monate

7. Was ist der Grund der Ertaubung Ihres Kindes? (Bitte ankreuzen)

   ☐ unbekannt

   ☐ Meningitis

   ☐ toxisch (z.B. Medikamentennebenwirkungen bei Antibiotika-Therapie)

   ☐ Andere: _______________

8. Wie schwer ist die Hörstörung heute bei Ihrem Kind (Hörverlust; ohne Hörgerät bzw. CI)? (Bitte ankreuzen)

Schweregrad Hörstörung	Rechts	Links
Mittelgradig (41-70 dB)	☐	☐
Hochgradig (71-90 dB)	☐	☐
Resthörig/Gehörlos (>90 dB)	☐	☐

9. Welche anderen Behinderungen hat Ihr Kind? (Bitte ankreuzen)

   ☐ Keine

   ☐ Motorische

   ☐ Geistige

   ☐ Andere: _______________

10. Haben Sie ein weiteres Kind mit Hörschädigung? Wenn ja, welche Versorgung hat es erhalten? (Bitte ankreuzen)

    Nein ☐

    Ja ☐ Hörgeräte ☐   CI ☐

11. Haben Sie weitere Kinder ohne Hörschädigung? (Bitte ankreuzen)

    Nein ☐

    Ja ☐

HÖRGERÄTEVERSORGUNG

12.   Wie alt war Ihr Kind, als es zum ersten Mal mit einem Hörgerät versorgt wurde?

_______________ Jahre   ___________ Monate

13.   Wurde Ihr Kind nur einseitig oder beidseitig Hörgeräte-versorgt? (Bitte ankreuzen)

Nur einseitig ☐

Beidseitig ☐

14.   Wie häufig ist Ihr Kind insgesamt mit neuen Hörgeräten versorgt worden? (Bitte ankreuzen)

Einmal ☐

Zweimal ☐

Dreimal ☐

Viermal ☐

Fünfmal ☐

Häufiger als fünfmal ☐

16.   Wie häufig ist das Hörgerät/sind die Hörgeräte Ihres Kindes <u>in den letzten fünf Jahren</u> insgesamt repariert worden? (Bitte ankreuzen)

Weniger als fünfmal ☐

Fünf- bis zehnmal ☐

Häufiger als zehnmal ☐

17.   Wie häufig sind die Ohrpassstücke (Otoplastik) für Ihr Kind neu angepaßt worden in den einzelnen Lebensjahren? (Bitte ankreuzen)

<u>Lebensjahr des Kindes</u>	<u>Keine Anpassung</u>	<u>Eine Anpassung</u>	<u>Zwei Anpassungen</u>
0 bis 1 Jahr	☐	☐	☐
1 bis 2 Jahre	☐	☐	☐
2 bis 3 Jahre	☐	☐	☐
3 bis 4 Jahre	☐	☐	☐
4 bis 5 Jahre	☐	☐	☐
5 bis 6 Jahre	☐	☐	☐
6 bis 7 Jahre	☐	☐	☐
7 bis 8 Jahre	☐	☐	☐
8 bis 9 Jahre	☐	☐	☐
9 bis 10 Jahre	☐	☐	☐
10 bis 11 Jahre	☐	☐	☐
11 bis 12 Jahre	☐	☐	☐
12 bis 13 Jahre	☐	☐	☐
13 bis 14 Jahre	☐	☐	☐
14 bis 15 Jahre	☐	☐	☐
15 bis 16 Jahre	☐	☐	☐

ZUSATZGERÄTE BEI HÖRGERÄTEVERSORGUNG

18.   Besitzen Sie eine FM-Anlage/Mikroport-Anlage? (Bitte ankreuzen)

Nein ☐
Ja ☐

19.   Besitzen Sie eine Lichtsignalanlage für Haustürklingel und/oder Telefon? (Bitte ankreuzen)

Nein ☐
Ja ☐

20.   Besitzen Sie einen Lichtwecker? (Bitte ankreuzen)

Nein ☐
Ja ☐

21.   Wer hat die Kosten für diese Teile und Anlagen übernommen? (Bitte ankreuzen)

Krankenkasse ☐
Eltern ☐
Andere: ___________

CI-VORUNTERSUCHUNG (NUR ANGEBEN, FALLS ZUTREFFEND)

22.   Wie alt war Ihr Kind zur Zeit der CI-Voruntersuchung in der MHH?

_______________ Jahre _______________ Monate

23.   Welche Kosten sind Ihnen in welcher Höhe im Rahmen der Voruntersuchung entstanden?
(Bitte ankreuzen und bitte tragen Sie auch die erstatteten Kosten ein)

Art der Kosten	Entstandene Kosten	Höhe der Kostenübernahme durch	
		Krankenkasse	Eltern
Fahrkosten	☐_______ DM	☐_______ DM	☐_______ DM
Hotelkosten	☐_______ DM	☐_______ DM	☐_______ DM
Haushaltshilfe	☐_______ DM	☐_______ DM	☐_______ DM
Verdienstausfall (AU-Tage für ein Elternteil)	☐_______ DM	☐_______ DM	☐_______ DM

24.   Aus welchem Grund wurde keine CI-Operation vorgenommen? (Bitte ankreuzen, falls zutreffend)

Wunsch der Eltern ☐

Medizinische Gründe ☐

Pädagogische Gründe ☐

weitere:_______________ ☐

_______________ ☐

_______________ ☐

25.   Wie alt war Ihr Kind zur Zeit der ersten CI-Operation an der MHH? (Bitte nur angeben, falls zutreffen)

_______________ Jahre _______________ Monate

FRÜHFÖRDERUNG

26.   In welchem Alter hat Ihr Kind Frühförderung (z. B. Hausspracherziehung, Eltern-Kind-Kurse) erhalten?
(Bitte geben Sie das Alter des Kindes bei Beginn und Ende der Frühförderung an)

Von _______________ Jahre _______________ Monate

Bis _______________ Jahre _______________ Monate

ART DES KINDERGARTENS UND DER SCHULE/SCHULKLASSE

27. Wieviele Jahre war Ihr Kind im Kindergarten? _________ Jahre

28. Welche Art von Betreuung hat Ihr Kind im Kindergarten und in der Schule/Schulklasse erhalten?
(Bitte ankreuzen)

Lebensjahr des Kindes	Gehörlosen-Kindergarten/-schulklasse	Kombinierte(r) Gehörlosen- und Schwerhörigen-Kindergarten/-schulklasse	Schwerhörigen-Kindergarten/-schulklasse	Integrierte(r) Kindergarten/-schulklasse	Regel-kindergarten/-schulklasse
2 bis 3 Jahre	☐	☐	☐	☐	☐
3 bis 4 Jahre	☐	☐	☐	☐	☐
4 bis 5 Jahre	☐	☐	☐	☐	☐
5 bis 6 Jahre	☐	☐	☐	☐	☐
6 bis 7 Jahre	☐	☐	☐	☐	☐
7 bis 8 Jahre	☐	☐	☐	☐	☐
8 bis 9 Jahre	☐	☐	☐	☐	☐
9 bis 10 Jahre	☐	☐	☐	☐	☐
10 bis 11 Jahre	☐	☐	☐	☐	☐
11 bis 12 Jahre	☐	☐	☐	☐	☐
12 bis 13 Jahre	☐	☐	☐	☐	☐
13 bis 14 Jahre	☐	☐	☐	☐	☐
14 bis 15 Jahre	☐	☐	☐	☐	☐
15 bis 16 Jahre	☐	☐	☐	☐	☐

29. Wie groß ist die Entfernung zwischen Ihrem Wohnort und den <u>Kindergärten</u>, die Ihr Kind besucht hat? Welches Transportmittel hat Ihr Kind genutzt?

	Gehörlosen-Kindergarten	Kombinierter Gehörlosen- und Schwerhörigen-Kindergarten	Schwerhörigen-Kindergarten	Integrierter Kindergarten	Regel-kindergarten
Entfernung zum Wohnort	ca.____km	ca.____km	ca.____km	ca.____km	ca.____km
Trans-portmittel	Bus ☐ Taxi ☐ Eltern ☐	Bus ☐ Taxi ☐ Eltern ☐	Bus ☐ Taxi ☐ Eltern ☐	Bus ☐ Taxi ☐ Eltern ☐	Bus ☐ Taxi ☐ Eltern ☐

30. Wie groß ist die Entfernung zwischen Ihrem Wohnort und den <u>Schulen</u>, die Ihr Kind besucht hat? Welches Transportmittel hat Ihr Kind genutzt?

	Gehörlosen-schulklasse	Kombinierte Gehörlosen- und Schwerhörigen-schulklasse	Schwerhörigen-schulklasse	Integrierte Schulklasse	Regel-schulklasse
Entfernung zum Wohnort	ca.____km	ca.____km	ca.____km	ca.____km	ca.____km
Trans-portmittel	Bus ☐ Taxi ☐ Eltern ☐	Bus ☐ Taxi ☐ Eltern ☐	Bus ☐ Taxi ☐ Eltern ☐	Bus ☐ Taxi ☐ Eltern ☐	Bus ☐ Taxi ☐ Eltern ☐

31. War Ihr Kind während seiner Schulzeit in einem Internat untergebracht? (Bitte ankreuzen)
     Wenn ja, wieviele Jahre?

                                   Nein ☐
                                   Ja   ☐   ___________ Jahre

32. Welche Art der weiterführenden Ausbildung besucht Ihr Kind bzw. strebt es/streben Sie für es an?

Art der Ausbildung	Regeleinrichtung	Behinderten-/ Hörgeschädigten- einrichtung
Berufsausbildung/Lehre	☐	☐
Studium (Uni, Fachhochschule)	☐	☐
Andere: _______________	☐	☐

ZUSÄTZLICHE FÖRDERUNG

33. Welche Förderung zusätzlich zur Frühförderung und zur schulischen Förderung hat Ihr Kind
     hinsichtliche seiner Schwerhörigkeit/Taubheit mit welchem Alter erhalten? (Bitte kreuzen Sie alle
     Lebensjahre an, in denen die Förderung für mindestens 6 Monate pro Jahr in Anspruch genommen
     wurde. Bitte ergänzen Sie ggf. eine andere Therapie)

Lebensjahr des Kindes	Logopädische Therapie	Ergo-/ Physiotherapie	Andere Therapie: ___________
0 bis 1 Jahr	☐	☐	☐
1 bis 2 Jahre	☐	☐	☐
2 bis 3 Jahre	☐	☐	☐
3 bis 4 Jahre	☐	☐	☐
4 bis 5 Jahre	☐	☐	☐
5 bis 6 Jahre	☐	☐	☐
6 bis 7 Jahre	☐	☐	☐
7 bis 8 Jahre	☐	☐	☐
8 bis 9 Jahre	☐	☐	☐
9 bis 10 Jahre	☐	☐	☐
10 bis 11 Jahre	☐	☐	☐
11 bis 12 Jahre	☐	☐	☐
12 bis 13 Jahre	☐	☐	☐
13 bis 14 Jahre	☐	☐	☐
14 bis 15 Jahre	☐	☐	☐
15 bis 16 Jahre	☐	☐	☐

34. Wer hat diese Kosten übernommen? (Bitte ankreuzen)

                    Krankenkasse ☐
                    Eltern   ☐
                    Andere: ___________

SONSTIGE KOSTEN

35. Welche sonstigen Kosten sind Ihnen in Verbindung mit der Taubheit bzw. Schwerhörigkeit Ihres Kindes in welcher Höhe entstanden?

36. Welche Kostenträger haben diese Kosten in welcher Höhe übernommen?

WEITERE ANMERKUNGEN

37. Hier haben Sie Platz für aus Ihrer Sicht wichtige Anmerkungen zu oben gestellten Fragen bzw. Kosten im Rahmen der Schwerhörigkeit Ihres Kindes

Vielen Dank für das Ausfüllen des Fragebogens

7 Glossar

Breakeven	Gleichheit der Kosten zwischen zwei Vergleichs-gruppen
Direkte Kosten	Kosten, die sich direkt einer Behandlung oder Therapie zurechnen lassen; häufig vereinfachend als medizinische Kosten bezeichnet
Diskontierung	Diskontierung bzw. negative Verzinsung trägt der Tatsache Rechnung, dass Gütern unterschiedlicher Wert beigemessen wird, je nach dem Zeitpunkt, zu dem sie erworben werden. So ist eine Geldeinheit, die in der Zukunft investiert wird, zum jetzigen Zeitpunkt weniger wert, als wenn sie heute angelegt würde
Indirekte Kosten	Kosten, die mittelbar durch eine Behandlung bzw. Erkrankung verursacht werden, z.B. Transport-kosten
Intangible Kosten	Kosten nicht direkt quantifizierbarer Auswirkungen, z.B. Einbeziehen der subjektiv eingeschätzten Lebensqualität als monetäre Größe
Kongenitale Taubheit	Taubheit seit Geburt
Net-Present-Value (NPV)	Kumulierte, diskontierte Gesamtkosten einer Investition über mehrere Jahre
Postlinguale Ertaubung	Ertaubung nach dem 7. Lebensjahr
Prä- und perilinguale Ertaubung	Ertaubung vor dem 7. Lebensjahr
QALY	Qualitätsadjustiertes Lebensjahr (quality-adjusted life-year)

8 Literatur

Allen SE, Dyar D (1997) Profiling linguistic outcomes in young children after cochlear implantation. Am J Otol 18(6 Suppl): S127–8

Anell A, Norinder A (2000) Health outcome measures used in cost-effectiveness studies: a review of original articles published between 1986 and 1996. Health Policy 1; 51 (2): 87–99

Archbold S, Nikolopoulos TP, O'Donoghue GM, Lutman ME (1998) Educational placement of deaf children following cochlear implantation. Br J Audiol 32(5): 295–300

Arnold B, Schorn K, Stecker M (1995) Screeningprogramm zur Selektion von Hörstörungen Neugeborener im Rahmen der Europäischen Gemeinschaft. Laryngorhinootologie 74(3): 172–8

Baltussen R, Leidl R, Ament A (1999) Real world designs in economic evaluation. Bridging the gap between clinical research and policy-making. Pharmacoeconomics 16(5 Pt 1): 449–58

Bertram B (1995) Medizinisch-pädagogisches Konzept der Cochlear-Implant-Versorgung bei ertaubten und taubgeborenen Kindern in Hannover. Dissertation, Medizinische Hochschule Hannover

Bertram B (1999) Das Cochlea-Implantat (CI) – neue Fördermöglichkeiten in der Hör-, Sprech- und Spracherziehung hochgradig schwerhöriger Kinder. AVI-Kongress, Berchtesgaden

Birch S (1999) Workshop 1: Appraising the methods for economic evaluation. Pharmacoeconomics 16 Suppl 1: 91–3

Boenninghaus HG (1996) Hals-Nasen-Ohrenheilkunde für Studierende der Medizin. 10. Auflage, Springer-Verlag, Berlin-Heidelberg-New York

Brazier J, Deverill M, Green C (1999) A review of the use of health status measures in economic evaluation. J Health Serv Res Policy 4(3): 174–84

Briggs A (1999) Economic notes: handling uncertainty in economic evaluation. BMJ 10; 319 (7202): 120

Brown J, Buxton M (1998) The economic perspective. Br Med Bull 54(4): 993–1009

Canadian Coordinating Office for Health Technology Assessment (1997) Guidelines for economic evaluation of pharmaceuticals: Canada. 2nd edition, Canadian Coordinating Office for Health Technology Assessment (CCOHTA), Ottawa

Carter R, Hailey D (1999) Economic evaluation of the cochlear implant. Intl J of Technology Assessment in Health Care 15; 3: 520–30

Cheng AK, Niparko JK (1999) Cost-utility of the cochlear implant in adults: a meta-analysis. Arch Otolaryngol Head Neck Surg 125(11): 1214–8

Cheng AK, Rubin HR, Powe NR, Mellon NK, Francis HW, Niparko JK (2000) Cost-utility analysis of the cochlear implant in children. JAMA 16; 284(7): 850–6

Dauman R et al. (2000) Long-term Outcome of Childhood Hearing Deficiency. Acta Otolaryngol 120: 205–8

Drummond MF, O'Brien B, Stoddart GL, Torrance GW (1999) Methods for the Economic Evaluation of Health Care Programmes. University Press, New York, Oxford

Evans AR, Seeger T, Lehnhardt M (1995) Cost-utility analysis of cochlear implants. Ann Otol Rhinol Laryngol Suppl 166: 239–40

Feldmann H (1994) Das Gutachten des Hals-Nasen-Ohren-Arztes. 3. Auflage. Georg Thieme Verlag, Stuttgart-New York

Finckh-Krämer U, Spormann-Lagodzinski ME, Nubel K, Hess M, Gross M (1998) Wird die Diagnose bei persistierenden kindlichen Hörstörungen immer noch zu spät gestellt? HNO 46: 598–602

Fletcher RH, Fletcher SW, Wagner EH (1999) Klinische Epidemiologie: Grundlagen und Anwendung. Ullstein Medical, Wiesbaden

Francis HW, Koch ME, Wyatt JR, Niparko JK (1999) Trends in educational placement and cost-benefit considerations in children with cochlear implants. Arch Otolaryngol Head Neck Surg 125(5): 499–505

Glennie JL, Torrance GW et al. (1999) The revised Canadian Guidelines for the Economic Evaluation of Pharmaceuticals. Pharmacoeconomics 15(5): 459–68

Glick HA, Polsky D (1999) Analytic approaches for the evaluation of costs. Hepatology 29(6 Suppl): 18S–22S

Gross M (1999) Schlusswort, Diskussion: Deutsches Zentralregister für kindliche Hörstörungen. Deutsches Ärzteblatt 96: A1214

Gross M, Finckh-Krämer U, Spormann-Lagodzinski ME (1999) Deutsches Zentralregister für kindliche Hörstörungen. Bilanz nach den ersten zwei Jahren. Deutsches Ärzteblatt 96: A40–4

Hannover Consensus Group (2000) German recommendations for health care economic evaluation studies. Revised version of the Hannover consensus. Med Klin 15; 95(1): 52–5

Hannoveraner Konsensgruppe (1999) German recommendations for health economic evaluation. Revised edition of the Hannoverian consensus. Dtsch Med Wochenschr 10; 124(49): 1503–6

Harris JP, Anderson JP, Novak R (1995) An outcome study of cochlear implants in deaf patients. Audiologic, economic, and quality-of-life changes. Arch Otolaryngol Head Neck Surg 121(4): 398–404

Hauptverband der gewerblichen Berufsgenossenschaften (1996) Königsteiner Merkblatt – Empfehlungen des Hauptverbandes der gewerblichen Berufsgenossenschaften für die Begutachtung der beruflichen Lärmschwerhörigkeit. 4. Auflage. Sankt Augustin

Heyland DK, Gafni A, Kernerman P, Keenan S, Chalfin D (1999) How to use the results of an economic evaluation. Crit Care Med 27(6): 1195–202

Hogan A (1997) Implant outcomes: towards a mixed methodology for evaluating the efficacy of adult cochlear implant programmes. Disabil Rehabil 19(6): 235–43

Hogan A, Code C, Taylor A, Wilson D (1999) Employment and economic outcomes for deafened adults with cochlear implants. Australian Journal of Rehabilitation Counselling 5 (1): 1–8

Hogan A, Hawthorne G, Taylor A, Kethel L, Giles E, White K, Stewart M, Plath B, Code C (2000) Quality-of-Life Outcomes in the Adult Cochlear Implant Program: a Cross-Sectional Study. 6th Int CI Conference, Miami

Hulley SB, Cummings SR (1988) Designing clinical research. Williams & Wilkins, Baltimore

Hutton J, Politi C, Seeger T (1995) Cost-effectiveness of cochlear implantation of children. A preliminary model for the UK. Adv Otorhinolaryngol 50: 201–6

Illg A (1999) Die Effektivität der Cochlea-Implantat-Versorgung bei Kindern und Jugendlichen im Alter von 7 bis 18 Jahren. Dissertation, Medizinische Hochschule Hannover

Illg A, von der Haar-Heise S, Goldring JE, Lesinski-Schiedat A, Battmer RD, Lenarz T (1999 (1)) Speech perception results for children implanted with the Clarion cochlear implant at the Medical University of Hannover. Ann Otol Rhinol Laryngol Suppl 177: 93–8

Illg A, von der Haar-Heise S, Goldring JE, Lesinski-Schiedat A, Battmer RD, Lenarz T (1999 (2)) Speech perception results for children implanted with the Clarion cochlear implant at the Medical University of Hanover. Ann Otol Rhino Laryngol 108: 93–98

Inscoe J (1999) Communication outcomes after paediatric cochlear implantation. Int J Pediatr Otorhinolaryngol 15; 47(2): 195–200

Kasen S, Ouellette R, Cohen P (1990) Mainstreaming and Postsecondary Education and Employment Status of a Rubella Cohort. American Annals of the Deaf 135 (1): 22–6

Kempf HG, Johann K, Lenarz T (1999) Complications in pediatric cochlear implant surgery. Eur Arch Otorhinolaryngol 256: 128–32

Klein HE (1999) Was kostet die Schule? Was leistet die Schule? Deutscher Instituts-Verlag, Köln

Koch ME, Wyatt JR, Francis HW, Niparko JK (1997) A model of educational resource use by children with cochlear implants. Otolaryngol Head Neck Surg 117(3 Pt 1): 174–9

Krahn M (1999) Principles of Economic Evaluation in Surgery. World J. Surg. 23: 1242–8

Landesrechnungshof Niedersachsen (1999) Mitteilung an das Niedersächsische Ministerium für Frauen, Arbeit und Soziales, das Niedersächsische Kultusministerium und das Niedersächsische Landesamt für Zentrale Soziale Aufgaben: Über die Querschnittsprüfung der Landesbildungszentren. Hildesheim

Lenarz T (1997) Cochlear implants: what can be achieved? Am J Otol 18 (6 Suppl): S2–3

Lenarz T (1998 (1)) Cochlear implants: selection criteria and shifting borders. Acta oto-rhino-laryngologica belg. 52: 183–99

Lenarz T (1998 (2)) Cochlea-Implantat: ein praktischer Leitfaden für die Versorgung von Kindern und Erwachsenen. Springer-Verlag, Berlin-Heidelberg-New York

Lenarz T, Lesinski-Schiedat A, von der Haar-Heise S, Illg A, Bertram B, Battmer RD (1999) Cochlear implantation in children under the age of two: the MHH experience with the Clarion cochlear implant. Medizinische Hochschule Hannover. Ann Otol Rhinol Laryngol Suppl 177: 44–9

Loehle E, Falley U, Laszig R (1997) Speech recognition in children with hearing aids versus results in children with implants. Am J Otol 18(6 Suppl): 155–6

McIntosh E, Donaldson C, Ryan M (1999) Recent advances in the methods of cost-benefit analysis in health care. Matching the art to the science. Pharmacoeconomics 15(4): 357–67

O'Neill C, O'Donoghue GM, Archbold S, Normand C (2000) A cost-utility analysis of pediatric cochlear implantation. Laryngoscope 110(1): 156–60

Palmer CS, Niparko JK, Wyatt JR, Rothman M, de Lissovoy G (1999) A prospective study of the cost-utility of the multichannel cochlear implant. Arch Otolaryngol Head Neck Surg 125(11): 1221–8

Parving A, Christensen B (1993) Training and employment in hearing-impaired subjects at 20–35 years of age. Scand Audiol 22: 133–9

Parving A, Christensen B (1996) Epidemiology of permanent hearing impairment in children in relation to costs of a hearing health surveillance program. International Journal of Pediatric Otorhinolaryngology 34: 9–23

Reuter G (1997) Untersuchung zur Aufhebung von neonataler akustischer Deprivation durch das Cochlea-Implantat: Sinnersatz bei gehörlosen Kindern. Habilitationsschrift, Medizinische Hochschule Hannover

Roberts S (1993) Cochlear implants in Europe: costs and benefits. Adv Otorhinolaryngol 48: 274–6

Ruoß M (1994) Kommunikation Gehörloser. 1. Auflage. Verlag Hans Huber, Bern

Rychlik R (1999) Gesundheitsökonomie. Ferdinand Enke Verlag, Stuttgart

Selmi A (1985) Monitoring and Evaluating the Educational Effects of the Cochlear Implant. Ear and Hearing 6 (3 Suppl.): 52S–59S

Severens JL, Brokx JPL, van den Broek P (1997) Cost analysis of cochlear implants in deaf children in The Netherlands. Am J Otol 18(6): 714–8

Snik AFM, Makdoum MJA, Vermeulen AM, Brokx JPL, van den Broek P (1997) The relation between age at the time of cochlear implantation and long-term speech perception abilities in congenitally deaf subjects. Int J Pediatr Otorhinolaryngol 41: 121–31

Summerfield AQ, Marshall DH (1995) Cochlear Implantation in the UK 1990–1994. HMSO, London

Summerfield AQ, Marshall DH (1999) Paediatric cochlear implantation and health technology assessment. Int J Pediatr Otorhinolaryngol 15; 47(2): 141–51

Summerfield AQ, Marshall DH, Davis AC (1995) Cochlear implantation: demand, costs, and utility. Ann Otol Rhinol Laryngol Suppl 166: 245–8

Summerfield AQ, Marshall DH, Archbold S (1997) Cost-effectiveness considerations in pediatric cochlear implantation. Am J Otol 18(6 Suppl): S166–8

Thompson S, Barber J (1999) Distribution of health care costs and their statistical analysis for economic evaluation. J Health Serv Res Policy 4(4): 255–6

Tyler RS, Gantz BJ, Woodworth GG, Fryauf-Bertschy H, Kelsay DMR (1997) Performance of 2- and 3-year-old children and prediction of 4-year from 1-year performance. Am J Otol 18(6 Suppl): 157–9

Vermeulen AM, Snik AFM, van den Broek P, Geelen CPL, Bejik CM (1997) Comparison of speech perception performance in children using a cochlear implant with children using conventional hearing aids, based on the concept of "equivalent hearing loss". Scand Audiol Suppl 47: 55–7

Von der Schulenburg JM, Greiner W (1997) Methodologies for Assessing Outcomes – a Health Economic Perspective. Diskussionspapier Nr. 4, Hannover

Wasem J, Siebert U (1999) Parameters of evidence-based medicine in health care economics. Z Arztl Fortbild Qualitatssich 93(6): 427–36

Wyatt JR, Niparko JK, Rothman ML, de Lissovoy G (1995) Cost effectiveness of the multichannel cochlear implant. Am J Otol 16(1): 52–62

Wyatt JR, Niparko JK, Rothman ML, de Lissovoy G (1996) Cost utility of the multichannel cochlear implants in 258 profoundly deaf individuals. Laryngoscope 106(7): 816–21

Sachverzeichnis